Ullstein

W0048806

Dieses Buch führt die fundamentalen Zusammenhänge zwischen Ernährung, Gesundheit und Krankheit auf ihren ganzheitlichen Ursprung zurück.

Der Leser erfährt:

— wie im Inneren der Zellen das Tagebuch des Stoffwechsels entsteht,
— welche Rolle Mineralien und Spurenelemente für Gesundheit und Wohlbefinden spielen,
— wie giftige Schwermetalle im Körper entdeckt und abgebaut werden können,
— warum Diäten oder eine ausgewogene Mischkost nicht generell für jedermann nützlich sind,
— welche Erfolge sich mit der Akerberg-Methode erzielen lassen, von Allergien über Bluthochdruck, Gewichtsprobleme bis zu Migräne und Depressionen,
— wie selbst Breiten- und Leistungssportler durch individuelle Ernährung gesünder und erfolgreicher werden.

Alle Hinweise und Ratschläge im Zusammenhang mit Ernährungsempfehlungen und Veränderungen des Stoffwechsels, wie sie in diesem Buch beschrieben werden, dürfen nicht als medizinische Empfehlung oder Diät mißverstanden werden. Ernährungsfachleute und Mediziner vertreten auf dem Gebiet von Gesundheit und Ernährung verschiedene Ansichten. Es liegt nicht in der Absicht der Verfasserin oder des Herausgebers, medizinische Diagnosen zu stellen oder zu ersetzen. Die im Buch enthaltenen Informationen sollen vielmehr dazu beitragen, neue Sichtweisen für Zusammenhänge zu erschließen, die Ihnen im Gespräch mit Ihrem behandelnden Therapeuten Ansatzpunkte für individuelle Konzepte der Behandlung liefern können. Wenn Sie diese Informationen oder Teile davon ohne Einbeziehung Ihres Arztes anwenden, so kann das einer Selbstbehandlung gleichkommen — ein Recht, das Ihnen zusteht. Allerdings kann weder die Verfasserin noch der Herausgeber in diesem Zusammenhang irgendeine Verantwortung übernehmen. Generell raten wir von einer Umstellung der Ernährung ohne vorherige Haaranalyse und ärztliche Beratung ab.

Katja Akerberg, Expertin für Ernährung und Haar-Mineral-Analysen, ist dabei, mit ihrer Lehre von der Harmonie des Stoffwechsels durch individuell getestete Nahrungsmittel eine wahre Eß-Revolution auszulösen.

Katja Akerberg

Die Akerberg-Methode

Die neue sanfte Medizin

Ullstein

Ratgeber
Ullstein Buch Nr. 35511
im Verlag Ullstein GmbH,
Frankfurt/M—Berlin

Ungekürzte Ausgabe
auf Grundlage der 5. Auflage

Umschlaggestaltung:
Vera Bauer
Unter Verwendung einer Illustration
von Marion Brandes
Alle Rechte vorbehalten
Taschenbuchausgabe mit freundlicher Genehmigung
der F. A. Herbig Verlagsbuchhandlung GmbH, München
© 1992 by F. A. Herbig Verlagsbuchhandlung GmbH, München
Printed in Germany 1995
Druck und Verarbeitung:
Clausen & Bosse, Leck
ISBN 3 548 35511 0

3. Auflage
November 1995

Gedruckt auf alterungsbeständigem Papier
mit chlorfrei gebleichtem Zellstoff

Die Deutsche Bibliothek – CIP-Einheitsaufnahme

Akerberg, Katja:
Die Akerberg-Methode: die neue sanfte Medizin/
Katja Akerberg. – Ungekürzte Ausg. –
auf der Grundlage der 5. Aufl., 3. Aufl. –
Frankfurt/M; Berlin: Ullstein, 1995
(Ullstein-Buch; Nr. 35511: Ullstein Ratgeber)
ISBN 3-548-35511-0
NE: GT

Dieses Buch ist meinen Kindern Angela und Rodger
sowie allen Menschen gewidmet,
die sich bemühen,
gesund zu bleiben und jenen,
die neue Wege suchen, um
gesund zu werden.

Nichts ist geschaffen,
was nicht vom Menschen zu ergründen wäre.

Dort, wo die Krankheiten entspringen,
ist auch die Wurzel der Gesundheit zu erlangen.

Die Natur und die Kraft der Krankheit müssen in ihrem Ursprung
erforscht werden und nicht in ihren Anzeichen.

Paracelsus, 1493

Inhalt

Die alte Zeit läuft ab …

… die neue Zeit beginnt.

Einssein mit sich und der Welt.
Harmonie der Elemente, aus denen wir sind.

Gesundheit aus Harmonie.

Sie sagen: Natürlich spielt Ernährung eine ganz
wichtige Rolle für die Gesundheit.

Ja.

Sie selbst ernähren sich ausgesprochen bewußt.
Das glaube ich Ihnen gerne.

Im großen und ganzen sehr ausgewogen.
Darüber möchte ich mit Ihnen reden.

Sie sind der Ansicht,
Gewichtsprobleme sind vor
allem eine Frage der Disziplin.

Ich möchte es Ihnen leichter machen.

Sie spüren selbst am besten, welches Essen Ihnen
guttut.

Wirklich?

Sie haben genug von Wunder-Diäten. Ich denke da
genau wie Sie.

Individuelle Lebens-Mittel. Der Schlüssel zur
Harmonie!

Die neue Welt der Ernährung
beginnt.

Ob Sie energiegeladen oder erschöpft sind, gelassen oder hektisch, gesund oder krank – Ihre Ernährung entscheidet. Der Körper hat Spielregeln. Wenn Sie die beachten, können Sie spüren, wie ein Glas Sekt Ihnen Schwung bringt, wie Obst Ihre Stimmung hebt oder ein Stück Käse beruhigt.
Wie Sie sich fühlen und verhalten, hängt davon ab, **was** Sie essen und trinken.

Sie werden erfahren,
– wie ihr Körper Buch führt über jede Banane und jedes Stück Fleisch, das Sie essen,
– daß ein und dasselbe Nahrungsmittel dem einen nutzen und dem anderen schaden kann,
– wie Sie, ohne Kalorien zu zählen, zu Ihrem Idealgewicht finden,
– ob Sie augenblicklich eher ein »Schneller« oder ein »Langsamer« sind,
– wie alltägliche Lebens-Mittel Ihnen helfen können, bei Kopfschmerzen und kalten Füßen,
– wie Sie mehr Energie für einen ruhigen Schlaf bekommen,
– welche Rolle Spurenelemente für die körpereigenen Abwehrkräfte spielen,
– was Wissenschaftler und Ärzte über diese Methode sagen,
– warum Futter aus dem Einheitstrog Schweine, Hunde und Pferde krank macht
... und vieles mehr.

Es gibt keine gesunde Ernährung für jedermann und jederfrau, aber es gibt eine **individuelle** Ernährung für SIE.

Die verborgenen Leiden der jungen W.

Es fing ganz harmlos an

Nach dem herrlichen Urlaub in Griechenland waren sie ihr zum erstenmal aufgefallen: Flecken an den Innenflächen der Hände – kreisrund und rot. Isabella W. war nicht sonderlich beunruhigt. Sie hatte nun mal eine empfindliche Haut und hin und wieder auch eine Sonnenallergie. Deshalb war sie extra nicht im Hochsommer gereist, sondern im milderen Frühjahr und hatte rechtzeitig Calciumtabletten geschluckt; vorbeugend gegen die Allergie und um feste und lange Fingernägel zu bekommen. Außerdem verursachten die roten Flecken keine Beschwerden. So harmlos hatte es angefangen im Mai 1988.

Allergietest ohne Ergebnis

Zwei Monate später erwischte eine heftige Sommergrippe die 26jährige Bankangestellte aus München. Und plötzlich bildeten sich innerhalb der roten Flecken Bläschen, die ganz scheußlich juckten. Isabella W. ließ sich Cortisonsalbe verschreiben, die auch prompt half. Die Beschwerden verschwanden sofort.

Von Juli bis September hielten sich die kreisrunden Flecken hartnäckig und unverändert an den Handinnenflächen. Isabella W. suchte – obwohl sie keine Beschwerden hatte – den Hautarzt auf. Ein Allergietest blieb ohne Ergebnis. Der Arzt diagnostizierte eine Fehlfunktion der Schweißdrüsen.

Cortison zum zweiten

Im Oktober 1988 wieder eine Grippe, wieder Bläschen. Diesmal breiteten sie sich innerhalb weniger Stunden über die gesamte Innenfläche der Hände aus und juckten sehr stark. Der Hausarzt verschrieb ihr eine starke Cortisonsalbe, die eine leichte Besserung brachte.

Vier Wochen später ein neuer Ausbruch. Jetzt zeigten sich auch

Bläschen an den Füßen. Sie waren stark gerötet und juckten höllisch. Isabella W. hielt es nicht aus, versuchte, sich durch Kratzen Linderung zu verschaffen. Ergebnis: aufgekratzte Bläschen, noch mehr Schmerzen.

Der Arzt riet ihr, die Cortisonsalbe 3 bis 4 Tage lang auf die befallenen Stellen aufzutragen. Das half. Die Bläschen trockneten ein.

Im Dezember 1988 eskaliert die Krankheit

Wieder kommt es zu starker Bläschenbildung mit heftigem Juckreiz, wobei die Hände stärker betroffen sind als die Füße. Erneute Behandlung mit Cortisonsalbe. Wie gehabt trocknen die Bläschen ein. Ein paar Tage später sind sie wieder da – an den Fingern. Jetzt werden Cortisontabletten verordnet. Dosis: 1x4, 1x3, 1x2, 1x1. Solange Isabella W. die Tabletten nimmt, sind die Beschwerden verschwunden, aber sie fühlt sich hundeelend und niedergedrückt. Als sie die Tabletten absetzt, sind die Bläschen innerhalb von drei Tagen wieder da.

Der Arzt spricht jetzt von einem »atropischen Ekzem«, das nur durch Cortisontabletten (Dosis jetzt: 1x3, 2x2, 1x1) zu behandeln sei. Isabella W. leidet mittlerweile zusätzlich unter Schlafstörungen und bekommt Depressionen wegen des unablässigen, quälenden Juckreizes. Nächster Ausbruch – aber doppelt so stark wie zuvor.

Keine Heilung in Sicht

Den Weg zum Arzt erspart sich die gepeinigte Frau. Sie weiß, der Arzt wird ihr ohnehin nur wieder Cortison verabreichen. Sie sucht ihr Heil in alternativen Methoden, badet ihre Hände und Füße in Eichenrinden-Sud und macht feuchte Umschläge. Doch auch das bringt keine Linderung. Statt dessen schwellen nun auch die Lymphknoten an, die Hände sind dick und kaum noch zu gebrauchen, der Juckreiz wird mehr und mehr zum Schmerz.

Am 8. Januar 1989 wird Isabella W. über die Notaufnahme in die Hautklinik eingeliefert. Man legt ihr Cortisonsalben-Verbände an den Händen an, gibt ihr Tabletten gegen den Juckreiz und unterzieht sie erneut einem Allergietest: kein Befund.

Aber die roten Flecken ziehen jetzt von Händen und Füßen bereits in die Arme und Beine hinauf. An den Füßen entwickeln sich trotz

Tabletten-Therapie Bläschen. An den Fußsohlen zeigen sich dicke, juckende Wasserbläschen. Also werden auch die Füße mit Cortison-Verbänden umwickelt. Nach zwei Wochen haben sich die Entzündungen gebessert. Isabella W. wird entlassen.

Das Leiden kehrt zurück

Zu Hause dauert es nicht lange, da zeigen sich wieder die ersten Bläschen an den Händen. Die junge Bankangestellte ist verzweifelt. Sie sucht Linderung bei einer Heilpraktikerin. Die verordnet ihr Kapseln zur Anregung des Stoffwechsels. Das bessert zwar die Stimmung der Patientin, nicht aber ihr Leiden. Nach wie vor plagen sie wäßrige Bläschen und ein schrecklicher Juckreiz.

Sie läuft zum Internisten. Der kann keine organischen Krankheiten finden. Isabella W. setzt die Pille ab. Vielleicht liegt es an den Hormonen. Und überhaupt – in ihrem Zustand mag sie keinen Menschen mehr berühren.

Endlich kuriert

Im Februar spricht eine Bankkundin sie auf ihre geschwollenen, blasenüberzogenen Hände an und rät ihr, eine Haar-Mineral-Analyse machen zu lassen. Das könne ihr vielleicht helfen. Isabella W. ist längst in dem Stadium, in dem man sich an jeden Strohhalm klammert. Sie schneidet sich wie angegeben ein Büschel Haare ab, schickt sie ein und hält sich auch ziemlich strikt an die empfohlene Ernährungsumstellung, die ihr zusammen mit dem Meßergebnis zugeschickt wurde.

Nach drei Wochen merkt sie, daß der Juckreiz geringer wird und sie besser schläft. Die depressiven Stimmungen verfliegen, die früher brüchigen Fingernägel sind glatt und fest.

Bis Mitte Juli schreitet die Besserung stetig voran. Der Juckreiz hat praktisch völlig aufgehört, die Bläschen sind nur noch geringfügig vorhanden, dabei hat Isabella W. seit der Umstellung ihrer Ernährungsweise keinerlei Medikamente mehr genommen. Sie verwendet nur noch Haut-Öl nach dem Duschen und »Bebe-Creme«.

Inzwischen sind ihre Hautprobleme verschwunden, sie schläft ausgezeichnet und fühlt sich tagsüber energiegeladen und lebenslustig. Die 16 Monate lang währenden Leiden der jungen W. sind kuriert.

Einleitung

Auch Sie kennen das

Morgens kommen Sie nur mit Mühe aus dem Bett. Sie fühlen sich den ganzen Tag schlapp. Abends finden Sie trotzdem keinen Schlaf. Am nächsten Morgen beginnt das Ganze von vorne. Kopfschmerzen, Lustlosigkeit und Gewichtsprobleme verleiden Ihnen das Leben. »Was mache ich denn falsch?« werden Sie fragen. »Ich ernähre mich doch gesund.«

Gesunde Ernährung – Gibt es das?

Das Geheimnis liegt nicht darin, ob das, was wir essen, gesund ist. Wichtig ist vielmehr, ob die Karotte, das Vollkornbrot oder das Rinderfilet zu Ihrem aktuellen Stoffwechsel paßt.

Trugschlüsse

Die Problematik der meisten Ernährungs-Experimente besteht darin, daß die Wirkung eines bestimmten Nahrungsmittels auf bestimmte Bereiche des Körpers beleuchtet wird. Der übrige Stoffwechsel bleibt »ausgeblendet«.

Was dem einen nutzt, kann dem anderen schaden

Als ich erkannte, daß jeder Stoffwechsel einzigartig ist, mußte ich Abschied nehmen von der Vorstellung, daß es so etwas wie eine gesunde Ernährung gibt. Nahrungsmittel lassen sich nicht einfach in die Kategorien »gut« oder »schlecht« einordnen. Die Frage ist vielmehr, ob sie dazu beitragen, Überschüsse und Mangelzustände zu beheben oder sie zu verschlimmern.

Ihr Stoffwechsel ist so einzigartig wie Ihr Fingerabdruck

Nahrungsmittel hinterlassen ihre Spuren im Körper, und diese Spuren lassen sich im Mineralmuster der Haare wiederfinden. Es ist wie ein biochemisches Tagebuch des Stoffwechsels.

Über 10 Jahre habe ich mich mit diesem biochemischen Tagebuch beschäftigt. Heute weiß ich: Kein Muster gleicht dem anderen. Ob Sie viel Brot oder Joghurt, Fleisch oder Müsli essen, läßt sich genauso erkennen wie die Belastung durch giftige Schwermetalle. Auch Krankheiten hinterlassen Spuren im Mineralmuster der Haare. Davon später mehr.

Stoffwechsel ist ein sehr abstrakter Begriff für eine der wunderbarsten »Erfindungen« der Natur. Gemeint ist der Kreislauf der Stoffe in unserem Körper. Stoffe, die wir täglich mit unserer Nahrung zu uns nehmen. Aus ihnen baut der Körper seine Zellen auf, aus ihnen schöpfen wir die Energie zum Leben.

Nicht alles, was man schluckt, schluckt auch der Körper

Es kommt nicht allein darauf an, wieviel von einem bestimmten Stoff in einem Nahrungsmittel enthalten ist. Entscheidend ist, **was** der Körper davon verwerten kann. Dies wiederum hängt von seiner Aufnahmebereitschaft und den Wechselbeziehungen der Nahrungsmittel ab.

So kann der Körper z.B. aus Fleisch mehr Eisen aufnehmen, wenn dazu ein Löffel Sauerkraut gegeben wird.

Über diese Zusamenhänge werden Sie viel erfahren, besser verstehen, wie der Stoffwechsel in ihrem Körper abläuft. Wenn Sie dieses Buch gelesen haben, wissen Sie mehr über sich und Ihre Ernährung. Sie müssen nicht mehr alles glauben.

Ich habe eine Methode entwickelt, die ich Stoffwechsel-Harmonisierung nenne. Stoffwechsel-Harmonisierung mit individuellen Lebensmitteln.

Mit der folgenden Übersicht möchte ich Ihnen einen ersten Einblick geben, was Sie von dieser Methode zu erwarten haben.

Das 3-Phasen-Modell der individuellen Ernährungsumstellung – Ein Überblick für Einsteiger

Wenn Sie sich mit individuellen Lebensmitteln ernähren, kommt es zu umfassenden Veränderungen, die in Phasen ablaufen. Diese Veränderungen schlagen sich in vier verschiedenen Bereichen nieder:

– im Mineralmuster der Haare

- im psychischen Befinden und in der geistigen Leistungsfähigkeit
- im Energiehaushalt
- in der körpereigenen Abwehr

● **Phase 1 – Abbau von Blockaden des Stoffwechsels (Dauer 5–8 Wochen)**

1. Das Mineralmuster
Zunächst werden mit Hilfe einer Haar-Mineral-Analyse bis zu 25 Elemente gemessen. Auf diese Weise lassen sich die wichtigsten Ungleichgewichte, die zur Blockade verschiedener Stoffwechselwege beitragen, erkennen. Es folgt eine erste Anpassung ausgesuchter Nahrungsmittel, mit deren Hilfe die gefundenen Blockaden korrigiert werden.

2. Das psychische Befinden und die geistige Leistungsfähigkeit
Höhere Widerstandsfähigkeit gegen Streß, Entspannung depressiver oder überreizter Stimmungslagen, Verbesserung des Nachtschlafs schon nach 2–3 Wochen.

3. Der Energiehaushalt
Allmähliche Beschleunigung oder rasche Drosselung der Energieproduktion des Körpers. Bessere Nahrungsverwertung. Einsetzende Regulierung von Gewichtsproblemen.

4. Die körpereigene Abwehr
Die Auswirkungen sind individuell unterschiedlich und hängen u.a. vom aktuellen Gesundheitszustand ab. Häufig kommt es zu einem spürbaren Rückgang von Entzündungsneigung und Hautproblemen.

● **Phase 2 – Ausgleich möglichst vieler Mineralungleichgewichte (Dauer 5–8 Wochen)**

1. Verändertes Mineralmuster – neue Ernährungsempfehlungen
Erneute Analyse, Anpassung der Ernährungsempfehlungen an die Veränderungen des Mineralmusters. Wesentliche Blockaden soll-

ten korrigiert sein, so daß nun ein Ausgleich von Mineralungleich-gewichten bei vielen Elementen möglich ist.

2. *Psychisches Befinden und geistige Leistungsfähigkeit*
Es kommt zu einer umfassenden Verbesserung der Stimmungslage. Unter anderem zu größerer Kontaktfreudigkeit, besserer Konzen-tration, leichterer Streßverarbeitung, zum »positiven Denken«.

3. *Energiehaushalt*
Körperlich spürbarer Ausgleich des Energiehaushalts. Merkliche Verbesserung der körperlichen Belastbarkeit und Erholungsfähig-keit.

4. *Körpereigene Abwehrkräfte*
Häufig ist ein deutlicher Rückgang der Infektanfälligkeit und der Neigung zu Entzündungen zu beobachten. Auch bei manifesten Krankheitsbildern kann es zu einer Besserung der Symptomatik kommen. Der Körper spricht nun auch besser auf ärztliche Therapie an.

● **Phase 3 – Stabilisierung des Stoffwechsels und Entwicklung ei-nes Körpergefühls für optimale Ernährung**

Die Übergänge zwischen den letzten beiden Phasen sind fließend. Die Entwicklung des Körpergefühls ermöglicht eine größere Unab-hängigkeit vom Ernährungsplan. Der Stoffwechsel ist weitgehend ausgeglichen. Das erreichte Wohlbefinden läßt sich über längere Zeit aufrechterhalten.
Nachmessungen können nach Bedarf erfolgen (z.B. 1–2mal pro Jahr).
Ungleichgewichte, die sich über Jahre entwickelt haben (z.B. Kup-ferüberschüsse oder andere Schwermetallbelastungen), werden nach und nach weiter abgebaut.
Erläuterungen zu diesem 3-Phasen-Modell finden Sie in Kapitel IX.

Eine andere Welt

Wenn ich heute mit Menschen zum erstenmal über individuelle Ernährung rede, habe ich oft das Gefühl, ich komme aus einer »anderen Welt«. Meinen Gesprächspartnern geht es wohl genauso, aber nur für kurze Zeit.

Dann folgt schon bald der Satz: »Eigentlich ist das alles völlig logisch. Wieso hat das vorher noch niemand erkannt?«

Ich weiß es nicht, aber ich weiß, daß man nur das finden kann, wonach man sucht. Ich suchte eine Antwort auf die Frage:

Gibt es eine Harmonie des Stoffwechsels? Wenn ja, wie sieht sie aus? Läßt sich der Stoffwechsel über die Ernährung so beeinflussen, daß Mangel und Überfluß ausgeglichen werden können?

In den zurückliegenden Jahren habe ich meine ganze Energie in die Beantwortung dieser Frage gesetzt. Heute weiß ich: Es gibt sie, diese Harmonie des Stoffwechsels.

Um sie zu erreichen, müssen wir da ansetzen, wo unser Austausch mit der Natur am intensivsten ist, bei unseren alltäglichen Nahrungsmitteln.

Können wir, frage ich Sie, unserem Körper bessere »Medikamente« geben, als die Stoffe, aus denen wir geschaffen sind? *Lebens*mittel, die nicht nur sattmachen, sondern auch unser körperliches und seelisches Wohlbefinden erhalten?

Die Auswahl individueller Nahrungsmittel kann darüber entscheiden, ob wir krank oder gesund sind

Vor vielen Jahren war das alles – auch für mich – noch eine Utopie. Heute ist sie wahr geworden:

Die Stoffwechselharmonie – mit ganz normalen Lebensmitteln.

Anerkennung enthält die von mir entwickelte Methode der Stoffwechsel-Harmonisierung mittlerweile nicht nur von renommierten Wissenschaftlern an Universitäten, sondern auch von immer mehr Ärzten und Praktikern, die die Erfolge der Ernährungsumstellung beobachten.

Für die Zukunft eröffnen sich Chancen eines neuen Modells ärztlicher Behandlung auf der Grundlage dieser Methode:

Eine Trias aus Blut-, Urin- und Haaranalysen mit wesentlich verbesserten Möglichkeiten der Diagnostik.

Der Arzt als Therapeut, Berater und Initiator des aktiven Patienten. Ernährung als Grundlage erfolgreicher Therapie.

Sie haben nun einen ersten Eindruck bekommen. Es ist eine neue, eine andere Welt der Ernährung als die, die Sie bisher gekannt haben. Bald werden Sie sich in dieser neuen Welt auskennen, auch wenn vieles zunächst ungewohnt ist.

Zu dieser Welt gehören auch Pflanzen und Tiere. Am Ende werden Sie wissen, warum wir bei Heu und Stroh beginnen müssen, wenn wir unsere eigene Ernährung wieder in Einklang mit der Natur bringen wollen.

Ich hoffe, daß Sie in diesem Buch finden werden, wonach Sie lange vergeblich gesucht haben und wünsche Ihnen, daß Sie durch mehr Wissen — gesund bleiben.

Kapitel I
Der Mensch ist, was er ißt

Nährstoffe und ihre Bedeutung

Alles begann im Wasser

Was immer daran sein mag an der Theorie des Urknalls, der angeblich die Entstehung unserer Welt verursachte, fest steht, daß die verbliebene Materie, die sich schließlich zum Planeten Erde formte, aus mehr als 100 verschiedenen Grundbausteinen, den **Elementen** besteht. Mit der Bildung der Ozeane begann auch das Wunder Leben.

Kein Leben ohne Mineralien

Die ersten einzelligen Bakterien und Algen bildeten sich im Wasser, umgeben und durchdrungen von den Mineralstoffen, die auch heute noch unverzichtbarer Bestandteil jeder Lebensform sind. Mit dem Verlassen des Wassers entstanden neue Lebensbedingungen. Wichtigste Mineralquelle war nun neben dem Wasser der Boden, aus dem die Pflanzen ihren Mineralbedarf deckten. Wir wissen heute, daß das sogenannte innere Milieu des Körpers, das heißt die Verteilung von Wasser und Mineralstoffen innerhalb und außerhalb der Zellen, den Verhältnissen im Meer ähnlich ist, zum Zeitpunkt, als es die ersten Landlebewesen verlassen haben.
Mineralien sind ein wichtiger, unverzichtbarer Teil des Lebens. Sie bilden Teile des Gerüsts unserer Nährstoffe und sorgen als Zündkerzen des Stoffwechsels dafür, daß diese »verbrannt« werden, um Energie und Bausubstanz für die Zellen zu gewinnen. Darüber werden Sie in diesem Buch noch eine Menge erfahren.

Leben und Nahrung aus Kohlenstoff

Die lebensspendende Grundsubstanz für Pflanzen, Tiere und Menschen ist der Kohlenstoff und seine organischen Verbindungen mit Wasserstoff, Stickstoff und Sauerstoff.

Aus diesen Verbindungen heraus hat sich in Millionen von Jahren die Vielfalt des Lebens und damit auch unserer Nahrungsmittel entwickelt.

Wir sind ein Teil der Natur

Auch wenn wir es heute manchmal schon vergessen haben: Unser Körper besteht aus denselben Stoffen wie die lebendige Natur, die uns umgibt. Über unsere Nahrung befinden wir uns zeitlebens in einem intensiven Austausch mit ihr. Egal ob wir in einen frischen Apfel beißen, Fleisch aus der Konservendose oder eine Fertigsuppe aus der Tüte essen. Die Grundbestandteile unserer Nahrungsmittel sind immer dieselben: Wasser und Mineralien, Eiweiß, Fett, Kohlenhydrate und Vitamine. Diese Stoffe braucht der Körper, um zu leben, zu wachsen und sich selbst zu heilen.

Ohne Sauerstoff gibt es kein Leben

Um die Bestandteile der Nahrung verwerten zu können, brauchen wir Sauerstoff. Mit Hilfe dieses Elements können Eiweiß, Fette und Kohlenhydrate in den Zellen **verbrannt** werden. Dabei entstehen keine lodernden Flammen. Aber die chemischen Vorgänge, die bei der Verbrennung von Nährstoffen ablaufen, haben mehr gemeinsam mit einem knisternden Kaminfeuer als Sie ahnen. So wie die Kohle im Kamin lodern oder glimmen kann, so verbrennen auch die Nährstoffe auf kleiner oder großer Flamme. Sauerstoff spielt in beiden Fällen eine wichtige Rolle. Ohne ihn würde jede Flamme und jedes Leben verlöschen.

Energie ist (fast) alles

Wir beheizen unseren Kamin, damit er uns Wärme spendet. Zum selben Zweck verbrennt der Körper Nährstoffe. Sie liefern Wärme. Der Organismus braucht Energie auch für andere Aufgaben. Zum Beispiel, um seine Zellen zu erneuern, Muskelarbeit zu verrichten, die Informationsdrähte des Nervensystems »glühen« zu lassen oder auch, um Energievorräte für schlechte Zeiten anzulegen.

Unser Körper ist aber keine abstrakte Ansammlung von Zellen, die nur Aufgaben für ein reibungsloses Funktionieren des Organismus erfüllen. Unser Körper, das sind wir selbst. Dieselbe Energie, die durch die Verbrennung der Nährstoffe entsteht, läßt uns müde, erschöpft, ausdauernd, kreativ oder nachdenklich sein. Ob Sie im Beruf oder im Privatleben soviel Energie haben, wie Sie sich wünschen, hängt in erster Linie davon ab, wieviel Energie Ihre Zellen aus der aufgenommenen Nahrung produzieren. Glauben Sie mir, es ist tatsächlich so einfach.

Wenn Sie sich wünschen, in Zukunft energiegeladener durch den Tag zu gehen und nachts mit derselben Energie besser zu schlafen, dann lohnt es sich, einen Blick hinter die Kulissen des Stoffwechsels zu werfen. Vielleicht erscheint vieles von dem, was Sie längst über die Bedeutung der Nährstoffe wußten, in einem völlig neuen Licht – im Licht Ihres persönlichen Stoffwechsels.

Nährstoffe und ihre Bedeutung

Neben Wasser, Vitaminen und Mineralien halten die »Brennstoffe« Eiweiß, Kohlenhydrate und Fette den Stoffwechsel in Gang. Unter idealen Bedingungen sind die Aufgaben zwischen diesen drei Nährstoffen klar verteilt. Eiweiß liefert die Substanz für den Aufbau der Zellen, Kohlenhydrate sind ihr Treibstoff, und Fette dienen als Reserveenergie.

Natürlich ist das eine grobe Vereinfachung, aber ich möchte Sie nicht mit unnötigen Einzelheiten über Aufbau und Wirkung jedes einzelnen Bestandteils der Nahrung überschütten. Statt dessen soll ein grober Abriß der wichtigsten Aufgaben und Zusammenhänge unserer Nährstoffe genügen.

Eiweiß – Baustoff der Zellen

Eiweiß ist das wichtigste Baumaterial für den Aufbau der Zellen. Auch Enzyme und Hormone, die den Stoffwechsel steuern, bestehen aus Eiweißverbindungen.

Das Eiweiß aus der Nahrung wird bei der Verdauung in seine Einzelbestandteile, die Aminosäuren, zerlegt. Später bauen sich die Zellen aus diesen Aminosäuren ihr eigenes »Zelleiweiß« auf. Eiweiß aus tierischen Nahrungsmitteln kann im Körper besser verwertet

Die Nährstoffe und ihre Bedeutung auf einen Blick

Nährstoff	Aufgabe	vor allem enthalten in
Eiweiß	bildet neue Zellen ist wichtigster Baustein für Enzyme und Hormone	Fleisch, Fisch, Geflügel, Eiern, Milch, Joghurt, Quark, Käse, Nüssen, Hülsenfrüchten, Erbsen, Bohnen
Kohlenhydrate/ Stärke	liefern Energie und Wärme	Gemüse und Getreide- produkten
Kohlenhydrate/ Zucker	liefern »schnelle« Energie und Wärme	Haushaltszucker, Honig, süßen Früchten wie Bananen, Datteln, Rosinen, Feigen und Obstsäften
Fette	liefern »langsame« Energie und Wärme	pflanzlichen und tierischen Fetten und Ölen
Vitamine	schützen die Abwehrkräfte und wirken mit den Mine- ralien an der Nahrungsver- wertung mit	fast allen Nahrungsmit- teln, vor allem in rohen
Mineralien	sind Bausteine der Zellen und »Zündkerzen« des Stoffwechsels	fast allen Nahrungsmit- teln in unterschiedlichen Anteilen
Wasser	ist Transportmittel und reguliert die Körper- temperatur	allen Getränken, auch in frischen Früchten und Gemüse

werden als pflanzliches, weil das Baumuster der Aminosäuren dem menschlichen sehr ähnlich ist.
Für den reibungslosen Ablauf aller Stoffwechselvorgänge ist das Fließgleichgewicht zwischen Eiweiß auf- und abbauenden Vorgängen in den Zellen eine entscheidende Voraussetzung. Deshalb ist er auf den täglichen Nachschub über die Nahrung angewiesen. Bleibt dieser Nachschub aus, greift die Zelle ihre eigene Substanz an.

Kohlenhydrate – Treibstoff für schnelle Energie
Kohlenhydrate sind mehr oder weniger kompliziert aufgebaute Zuckerbausteine und der wichtigste »Treibstoff« für die Energieproduktion des Körpers.

Leere Kalorien aus Zucker
Die meisten zuckerreichen Nahrungsmittel werden während ihrer industriellen Herstellung vieler Vitamine und Mineralien beraubt. Ernährungswissenschaftler sprechen deshalb von »leeren Kalorien«.
Aber diese »einfachen« Zucker haben noch einen weiteren Nachteil. Sie »schießen« nämlich gleichsam ins Blut. Der Körper wird regelrecht überflutet von Zuckerbausteinen.
Für den Augenblick spüren wir zwar, wie wir mehr Energie bekommen, aber die Freude dauert nicht lange an. Denn der Körper wehrt sich gegen die Zuckerflut, die den Blutzucker nach oben schnellen läßt. Aus der Bauchspeicheldrüse wird vermehrt Insulin ausgeschüttet.
Die Folge: Der Blutzuckerspiegel sackt genauso schnell wieder ab, wie er zuvor angestiegen ist. Und der Hunger auf Süßes kehrt wieder zurück.
Ein Teufelskreis, den viele Übergewichtige fürchten. Statt mehr Energie zu liefern, werden die überschüssigen Kohlenhydrate, die der Körper nicht brauchen kann, in Fett umgebaut und gespeichert.

Gleichmäßige Energie aus Stärke
Anders die stärkereichen Nahrungsmittel. Deren Zuckerbausteine sind so groß, daß der Körper wesentlich länger braucht, um sie zu zerlegen. Damit liefern sie eine wesentlich gleichmäßigere Energie.

Stärkereich sind vor allem Gemüse oder Vollkornprodukte, aber auch Leber. Diese Nahrungsmittel enthalten auch viele Vitamine und Mineralien. Mit deren Hilfe kann der Körper sich einen Vorrat an Kohlenhydraten in den Zellen anlegen. In der Leber und in den Muskeln sind diese Vorräte am größten. Sie können bei Bedarf in Sekundenbruchteilen mobilisiert werden.

Konkurrenz zwischen Fetten und Kohlenhydraten

Fette und Kohlenhydrate sind unmittelbare Konkurrenten bei der Energieversorgung unserer Zellen. Je höher der Fettanteil unserer Nahrung, desto weniger Kohlenhydrate können in den Zellen gespeichert werden. Bei der Zubereitung von Speisen sollte man diesen Zusammenhang nie außer acht lassen.

Kohlenhydrate aus Eiweiß

Weil der Körper niemals völlig auf den Treibstoff Kohlenhydrate verzichten kann, greift er in Mangelsituationen zu einer Hilfsmaßnahme. Dann nämlich werden in der Leber Eiweißbausteine zu Kohlenhydraten umgebaut. Dieser Umbau ist allerdings nichts anderes als eine Notlösung, denn dabei wird nicht nur Energie verschleudert, es geht auch Substanz für die Zellerneuerung verloren. Auf die Dauer sind damit Störungen der Gesundheit und der Leistungsfähigkeit vorprogrammiert.

Fette – Energie auf Sparflamme

Fette sind die energiereichsten Nahrungsbestandteile. Außerdem transportieren sie die Vitamine A, D, E und K in den Körper. Es gibt kein natürliches Nahrungsmittel, das völlig »fettfrei« ist. Aus diesem Grunde ist auch ein »Fettmangel« (zumindest bei Erwachsenen) ausgeschlossen, zumal die Speicher des Fettgewebes fast unbegrenzt für Nachschub sorgen können.

Um aus Fetten Energie zu gewinnen, braucht der Körper mehr als doppelt so lange wie für den Abbau der Kohlenhydrate. Fette verbrennen langsam und liefern gleichbleibende Energie.

Kann »gesund essen« krank machen?

Können Sie sich vorstellen, daß jemand, der häufig Joghurt, Quark oder Käse ißt, deswegen morgens kaum aus dem Bett kommt und abends schlecht einschlafen kann? Oder sich häufiger einen Schnupfen holt als andere?

Ist Ihnen schon einmal aufgefallen, daß viele Menschen, die keine Minute stillsitzen können, fahrig sind oder bei kleinen Problemen leicht aus der Haut fahren, leidenschaftlich gerne Vollkornbrot, Kartoffeln und Nudelgerichte essen und auch kein frisches Obst verschmähen?

Nein? Dann lohnt es sich, daß Sie sich die Menschen in Ihrer Umgebung einmal etwas näher anschauen. Fragen Sie nach ihren Eßgewohnheiten. Sie werden überrascht sein!

Daß falsche Ernährung krank machen kann, bezweifelt kaum jemand. Aber kann auch »gesunde« Ernährung krank machen? Dazu zwei Beispiele.

Sind Bananen und Obstsäfte gut für jedes Baby?

Die kleine Janine ist gerade acht Monate alt, aber sie hat ihre Eltern, ein Wiener Arztehepaar, schon manche schlaflose Nacht gekostet. Daß sie nachts einmal länger als zwei Stunden durchschläft, ist eher die Ausnahme. Auch tagsüber hält Janine ihre Mama ständig auf Trab. Seit vier Wochen hat sie auch noch überall rote Flecken auf der Haut und kratzt sich ständig wund.

Der Vater rief mich – hörbar gestreßt – an und schilderte mir die Probleme seiner kleinen Tochter. »Kann das vielleicht auch an der Ernährung liegen?« fragte er und gab den Hörer gleich weiter an seine Frau, die mir nun ausführlich schilderte, wie sie ihren Nachwuchs ernährte. »Nun, sie mag besonders gern Bananen, mindestens zwei Stück am Tag, und sie trinkt viel Obstsaft. Und sonst? Na ja, sie ißt eigentlich ganz normal. Das kann ja wohl nicht falsch sein, oder?«

Nachdem die Mutter vier Wochen lang Janines Ernährung umgestellt und dabei völlig auf Obstsäfte und Bananen verzichtet hatte, berichteten mir die Eltern, sie hätten den Eindruck, die Kleine sei jetzt wie ein »erwachsenes Kind«. Nicht nur, daß sie jede Nacht mindestens sechs bis sieben Stunden durchschlafe, auch tagsüber könne sie sich längere Zeit allein mit ihrem Spielzeug beschäftigen, ohne ständig zu »quengeln«, und sie wirke trotzdem viel fröhlicher als vorher. Die Hautprobleme seien verschwunden.

Zu alt, um das Richtige zu essen?

Man erinnert vor allem ältere Leute immer wieder gerne daran, daß sie mehr Milchprodukte essen sollten, vor allem um einer Knochenentkalkung vorzubeugen. Frau Herta G. aus München war dieser Empfehlung stets brav gefolgt. Ein Frühstück ohne Quark, Müsli und einen Becher Fruchtjoghurt war für sie gar nicht mehr vorstellbar.

Mit dem Fleisch, das sie so liebte, hielt sie sich dagegen auf Anraten ihres Arztes in den letzten Jahren stark zurück. Das Cholesterin und die Triglyzeride im Blut waren immer ein bißchen zu hoch. Da mußte man vorsichtig sein.

Trotzdem ging es ihr seit einem Jahr jeden Tag etwas schlechter. Mittlerweile war sie meist mißmutig, hatte abends oft starke Kopfschmerzen nach dem Essen und ging auch nicht mehr so gern unter die Leute wie früher. Ihre Gelenke schmerzten so sehr, daß sie auf ihre morgendliche Gymnastik im letzten halben Jahr verzichtet hatte.

Als ich Herta G. zum erstenmal begegnete, wirkte sie auf mich wie »ein Häufchen Elend«.

Wenn auch anfangs ausgesprochen widerwillig, stellte sie ihre Ernährung doch völlig um. Auf Joghurt und Quark, so hatte ich ihr u.a. empfohlen, solle sie in der nächsten Zeit mal verzichten und lieber öfter wieder ein Stück mageres Fleisch oder Fisch essen.

Drei Monate später traf ich sie wieder, und sie schien wie ausgewechselt: »Stellen Sie sich vor, ich kann jetzt jeden Morgen wieder turnen. Nächste Woche mache ich mit den Damen vom Alten-Club eine dreitägige Bustour nach Mailand und danach will ich dann…« Sie sprudelte förmlich über vor Lebensfreude.

Ich kann Ihnen versichern, liebe Leser, daß man über keinerlei magische Kräfte verfügen muß, um zu erkennen, ob Menschen sich falsch oder richtig ernähren. Das sah der Hausarzt in früheren Zeiten auf einen Blick, und auch sein junger Kollege von heute, der sich ein offenes Auge für einfache Zusammenhänge bewahrt hat, kann Ihnen auf den Kopf zu sagen, daß mit Ihrer Ernährung etwas nicht stimmt. Wenn ich Menschen empfehle, bestimmte Nahrungsmittel eine Zeitlang zu meiden, dann ist das nicht das Ergebnis einer Eingebung. Das Ganze ist viel einfacher und hat im wahrsten Sinne des Wortes mit Naturwissenschaft zu tun.

Die Regeln lernen Sie schnell (spätestens in Kapitel IV!). Auch Sie können dann oft auf Anhieb erkennen, was die Menschen in Ihrer Umgebung bei Ihrer Ernährung falsch machen.

Diäten nützen nichts

Um zu dieser Erkenntnis zu kommen, müssen viele Menschen erst leidvolle Erfahrungen sammeln mit dem ständigen Auf und Ab überschüssiger Pfunde. Am Ende glauben sie, ihr Charakter sei einfach zu schwach, um den Verlockungen der »Kalorienbomben« zu widerstehen.

In Wahrheit liegt das Kalorienproblem am Rande. Nicht wieviel, sondern was wir essen entscheidet darüber, ob der Körper Nahrungsmittel optimal verwertet oder sie abschiebt in überschüssiges Fettgewebe.

Die meisten Diäten und Ernährungsformen, die dazu raten, wenig oder nur von ganz bestimmten Nahrungsmitteln zu essen, scheren alle Menschen über einen Kamm. Einheitsbrei sozusagen.

Dabei kann ein und dasselbe Nahrungsmittel, je nach Stoffwechsel, völlig unterschiedliche Wirkungen erzielen.

Der Mißerfolg der Kalorien-Zähl-Diäten ist genauso programmiert wie der von Wunderdiäten, die einseitige Ernährung auf ihre Fahnen schreiben. Spätestens nach Abbruch einer solchen »Kur« fühlt man sich schlechter als zuvor – und die verlorenen Pfunde kehren schneller zurück, als einem lieb sein kann.

Diät wie auf der Achterbahn

Gesine R. hat ihre Erfahrungen mit allen möglichen Diäten hinter sich. Aber lesen sie selbst:

»Bei Schulbeginn war ich klein und zierlich, aß am liebsten Obst und rohes Gemüse aus dem Garten, Haferflocken, Vollkornbrot, trank Apfelsaft und schnitt jedes bißchen Fett vom Fleisch weg.

Ich wog mit 14 Jahren bereits 80 Kilo, die ich mit weniger Süßigkeiten und Weißbrot (und Beherrschung) auf 60 Kilo reduzieren konnte. Bis zum 21. Geburtstag hatte ich wieder 5 Kilo zugenommen und da ich bis zur Hochzeit schlank sein wollte, probierte ich die neue und vielversprechende Atkins-Diät.

Danach aß und trank ich wieder ›normal‹ und hatte innerhalb eines halben Jahres wieder 80 Kilo erreicht!

Einen weiteren Versuch abzunehmen, startete ich mit einer Kalorien-Zähl-Diät mit homöopathischen Tabletten, speziell zusammengestellt, die u. a. Appetitzügler enthielten.

Bei etwa 80 Kilo angelangt, spürte ich rätselhafte Schmerzen in den Beinen, die sich bald auch auf die Lunge legten: Schwere Rippenfellentzündung, Wasser in der Lunge, Verdacht auf Embolie etc. Ich brach die Diät wieder ab, aber die Beschwerden blieben.

Erst als ich vor Erschöpfung nicht mehr schlafen konnte, mich am Tag im Büro nur noch mit viel Kaffee wach hielt, wandelte sich mein Schicksal: Mein Hausarzt empfahl mir die ›Akerberg-Methode‹.

Zunächst war ich skeptisch, aber ich hielt mich an die Ernährungsratschläge und verlor tatsächlich jede Woche 1 Kilo, obwohl ich mich immer satt aß.

Jahrelang hatte ich nachts Wadenkrämpfe. Auch die verschwanden. Mein Blutdruck normalisierte sich jetzt wieder.

Nach den ersten 25 Kilo ging das Abnehmen langsamer (und ich gestehe auch, daß ich gelegentlich mit einem Glas Wein, mit normalem Brot oder mit etwas fetterer Wurst sündige), aber innerhalb eines Jahres habe ich nun 38 Kilo abgenommen, kann aufgrund des normaleren Gewichts auch wieder Sport treiben, bin wieder ein fröhlicher, gesunder Mensch und freue mich meines Lebens. Danke!   Ihre Gesine R.«

Die von Gesine R. geschilderten Erfahrungen sind kein Einzelfall. Sieht man einmal ab von den 38 Kilo, die sie auf Dauer verlor. Ein Jahr später wurde sie aufgrund dieser seltenen Erfahrung sogar zu einem Auftritt im Fernsehen eingeladen.

Es lohnt sich, verschiedene Diäten, die sich heute noch großer Beliebtheit erfreuen, einmal etwas näher zu betrachten. Einige Beispiele habe ich für Sie zusammengestellt.

1. Haysche Trennkost

Seit fast 100 Jahren zählt die Haysche Trennkost zu den besonders populären Diäten. Der amerikanische Arzt Dr. Howard Hay ließ sich davon leiten, daß es in der Natur einerseits Nahrungsmittel mit hohem Eiweißanteil und wenig Kohlenhydraten (z. B. Geflügel, Fisch) gibt und andererseits solche mit einem umgekehrten Verhältnis, also einem hohen Kohlenhydrat- und einem niedrigen Eiweißanteil (z. B. Obst und Gemüse). Hay glaubte nun, daß, was die Natur getrennt hat, der Mensch nicht künstlich zusammenfügen sollte. Er stellte seine »chemischen Verdauungsgesetze« auf. Demnach ist eine optimale Verwertung von Eiweiß und Kohlenhydraten dann möglich, wenn beide Nahrungsbestandteile in getrennten Mahlzeiten gegessen werden. Andernfalls würde unverdaute Nahrung in den Dünndarm gelangen und dort gären. Dem liegt die Vorstellung des unüberbrückbaren Gegensatzes zwischen saurem und basischem Milieu zugrunde. Das Verhältnis zwischen »säurebildender« und »basenbildender« Kost sollte demnach 2 : 8 betragen. Nach Hay bedeutet das wenig Brot, Stärke, Fleisch, Eier und Käse, dafür reichlich Gemüse, Früchte, Salate etc.

Mittlerweile gibt es eine Unzahl von Variationen der Hayschen Trennkost mit jeweils unterschiedlichen Auffassungen, welche Nahrungsmittel zueinander passen und welche nicht. Was es damit im einzelnen auf sich hat, muß jeder für sich selbst herausfinden. Die Erfahrung zeigt jedenfalls: Es kann durchaus sinnvoll sein, verschiedene Nahrungsmittel zu »trennen«.

So kann z. B. der gleichzeitige Verzehr von Obstsäften und Brot Gärungsprozesse im Darm auslösen, die ausgesprochen lästig sind. Ich empfehle Ihnen, eigene Erfahrungen zu sammeln, ob und welche Auswirkungen eine Trennung von Fleisch, Fisch und Geflügel einerseits und Gemüse, Vollkornprodukten und Obst andererseits auf Ihre Verdauung und Wohlbefinden ausüben können.

Ob Sie damit tatsächlich eine Übersäuerung des Körpers verhindern können, läßt sich mit Hilfe eines in der Apotheke erhältlichen Urinmeßstreifens leicht ermitteln.

2. Die Atkins-Diät

Kaum eine der meist aus Amerika zu uns herüberschwappenden Diätwellen hat für soviel Aufsehen gesorgt wie die Diät des amerikanischen Arztes Dr. Atkins. Seine Methode:

So wenig Kohlenhydrate wie möglich und dafür reichlich Eiweiß und Fett. Also weg mit Obst, Gemüse und Brot, statt dessen viel Fleisch, Fisch und Geflügel, am liebsten mit fetten Sahnesaucen. Ähnliche Ernährungsvorschläge werden bei der Punkte- und Fettdiät gegeben.

Der Erfolg gab Atkins scheinbar recht, wenn man die Abnahme von Körpergewicht als Maßstab des Erfolgs zugrundelegt.

Einige begeisterte Atkins-Fans berichteten sogar von zweistelligen Gewichtsverlusten innerhalb kürzester Zeit, während viele andere sich mit der Gewichtsabnahme nicht nur schwer taten, sondern sogar zunahmen.

Ich habe es am eigenen Leibe erlebt. Drei Monate brauchte ich, um mich von dieser Diät zu erholen. Immerhin war ich damit ein für allemal von dem Wunsch kuriert, neue Diäten auszuprobieren.

Das von Atkins immer wieder beschriebene Hochgefühl, das während der Diät auftritt, ist wohl das Ergebnis der Überflutung des Körpers mit sogenannten Ketonkörpern, die der Körper als Notwehrreaktion gegen die fehlenden Kohlenhydrate bildet. Sie führen zu rauschhaften Zuständen, wie sie z. B. von Marathonläufern am Ende des Wettkampfs erlebt werden. Wird die Diät beendet, ist dieser Rausch allerdings rasch wieder verflogen.

3. Kohlenhydratreiche Diäten

Völlig entgegengesetzt zur Atkins-Diät sehen die kohlenhydratreichen Diäten wie Schroth- und Kartoffelkur, Reis-, Obst- und Gemüsediäten aus. Für die Dauer der Kur wird auf Fette und Eiweiß weitgehend verzichtet.

Häufig wird in diesem Zusammenhang auch auf eine »entschlakkende« Wirkung hingewiesen. Auch wenn nicht ganz klar ist, welche Schlacken hier im einzelnen entsorgt werden, so sind doch verdauungsfördernde und entwässernde Wirkungen dieser Kuren unbestreitbar.

Vor allem für Menschen, die normalerweise viel Joghurt, Quark und andere Milchprodukte essen, kann eine Wochenenddiät dieser Art sehr nützlich sein.

Wer allerdings ohnehin ständig nervös und überaktiv ist (das sind immerhin 10–15% der Menschen) und besonders gerne und oft Brot, Kartoffeln und Gemüse ißt, sollte von diesem zusätzlichen »Kohlenhydratschub« besser die Finger lassen.

Länger als ein paar Tage sollten Sie in keinem Fall »kuren«, denn die einseitige Zufuhr von Kohlenhydraten kann auf die Dauer gefährlich werden.

4. Beispiel: Makrobiotik

Mehr als andere Ernährungsformen trägt die Makrobiotik deutlich weltanschauliche Züge, die sich auch auf die Zusammenstellung der Nahrungsmittel auswirken.

Goethes Arzt C. W. Hufeland prägte schon im Jahre 1798 den Begriff der Makrobiotik. Ernährung sollte demnach Bestandteil einer insgesamt harmonischen Lebensführung sein. Auf dem Umweg über Japan, im neuen Gewand östlicher Philosophie und Medizin, wurde die Makrobiotik allerdings erst später zu einer beachteten Ernährungsform.

Die Speisen sollen ein ausgewogenes Verhältnis der beiden entgegengesetzt wirkenden Kräfte Yin und Yang widerspiegeln. Dabei werden auf verschiedenen Stufen der Vollkommenheit jeweils unterschiedliche Nahrungsmittelzusammenstellungen empfohlen. Auf der höchsten Stufe einer Skala, die von -3 bis $+7$ reicht, steht eine Ernährung, die zu 100% aus Getreideprodukten besteht.

So wenig Flüssigkeit wie möglich, keine denaturierten oder von ihrem Urzustand abweichende Speisen oder künstlich gedüngte Früchte sollen verzehrt werden. Jede Form tierischen Eiweißes ist auf lange Sicht zu meiden.

Bei dieser Ernährungs- und Lebensform geht es natürlich nicht in erster Linie darum, Übergewicht zu verlieren, sondern mit sich selbst und der Welt in Harmonie zu leben.

Nicht zu Unrecht weist der bekannte japanische Makrobiotik-Verfechter Oshawa darauf hin, daß die Hinwendung zur makrobiotischen Ernährung »ungeheure Selbstdisziplin« erfordert.

Ob diese Disziplin allerdings langfristig bei jedermann mit mehr Gesundheit und Wohlbefinden einhergeht, bleibt dahingestellt.

Die körpereigenen Abwehrkräfte werden durch den Mangel an Eiweiß und wichtigen Mineralien über kurz oder lang überfordert. Zumal wenn der Alltagsstreß seinen zusätzlichen Tribut fordert.

Außerdem ist die Vorstellung von den unbelasteten, natürlichen Nahrungsmitteln (leider) heute kaum zu verwirklichen. Ein übertriebener Verzehr von Getreideprodukten erhöht das Risiko einer übermäßigen Zufuhr von giftigen Schwermetallen.

5. Vegetarische Ernährung

Nach meinen bisherigen Beobachtungen leben auch Vegetarier nicht ungefährlich. In ihrer Ernährung ist nicht nur wenig tierisches Eiweiß enthalten. Es fehlen auch viele wertvolle Spurenelemente, wie z. B. Eisen oder Zink.

Ovo-Lakto-Vegetarier essen zumindest Eier und Milchprodukte, während die reinen Vegetarier (Veganer) auch das ablehnen.

Häufig wird darauf hingewiesen, daß durch eine geschickte Kombination pflanzlicher Nahrungsmittel die Gefahr eines Mangels an hochwertigem Eiweiß weitgehend ausgeschlossen werden kann.

Aber jede noch so geschickte Kombination von Kartoffeln, Eiern und Hülsenfrüchten kann den Mangel an Spurenelementen nicht ausgleichen. Statt dessen enthalten viele pflanzliche Nahrungsmittel besonders viel von den Elementen, die bei mehr als 70 % der Menschen ohnehin schon im Überfluß vorhanden sind. Eiweiß ist eben nicht alles.

Die größte Gefahr vegetarischer Ernährung sehe ich aufgrund meiner jahrelangen Erfahrung in der Anhäufung von Kupferüberschüssen. Was das für die Gesundheit bedeuten kann, werde ich Ihnen später noch ausführlich schildern.

Auf meinen Vortragsveranstaltungen begegne ich immer wieder den Vorwürfen »engagierter« Vegetarier, daß der Verzehr von Fleisch unsinnig, gefährlich oder wider die Natur sei. Leider sehe ich derzeit keine Möglichkeit, einen generellen Verzicht auf Fleisch und Fisch zu empfehlen, ohne das Gesundheitsrisiko zu erhöhen.

Solange Sie sich mit vegetarischer Ernährung wohl fühlen und Ihr Stoffwechsel nicht mit Entgleisungen reagiert, will ich Sie nicht »mit

Gewalt« bekehren. Aber die Risiken sollten Sie kennen, damit Sie gesundheitlichen Störungen rechtzeitig vorbeugen können.
Viele Vegetarier, die ich in den letzten Jahren persönlich kennengelernt habe, zeigten deutliche Spuren einer falschen Ernährung. Graue oder fahle Haut, Hautunreinheiten, Neigung zu Entzündungen und Depressionen etc.... Sie meinen, das könne unmöglich mit der Ernährung zu tun haben? Und ob! Eine Umstellung läßt all diese Symptome meist schon innerhalb weniger Wochen abklingen.

6. Hollywood-Kur, Mayo- und Quarkdiät

Die anfängliche Euphorie, die man diesen Diätformen entgegenbrachte, die sich ebenfalls den Abbau überschüssiger Pfunde zum Ziel setzen, ist rasch verklungen. Besonderer Beliebtheit erfreu(t)en sich diese Diätformen, die einen hohen Eiweißanteil vor allem aus Milchprodukten empfehlen, bei Frauen.
Selbst wenn damit kurzfristig ein paar Kilo verloren gehen, ist der Preis dafür hoch. Energie- und Antriebslosigkeit werden bei den meisten Menschen nach einiger Zeit eher noch verstärkt, Schlafstörungen nehmen zu etc.

Für alle diese Diäten gilt:
Je länger Sie danach leben, desto größer wird das Risiko, daß Ihr Stoffwechsel mit deutlichen Anzeichen der Unverträglichkeit reagiert.
Der Mensch ist nun einmal kein »Bio-Traktor«, in den man einfach irgend etwas hineinschütten kann, damit er läuft. Zu wenig Nahrung kann genauso zu »Fehlzündungen« führen wie die falsche. Nur Ihr individueller Stoffwechsel weiß, was ihm gut bekommt und nicht die Erfinder von Diäten, die ohne Zutun von Gevatter Zufall niemandem helfen könnten.
Das ständige Auf und Ab des Körpergewichts, auf das sich Diät-Hungrige einlassen, kann sogar gefährlich werden, denn es gehen jedesmal nicht nur überschüssige Pfunde verloren, sondern auch lebenswichtige Elemente.
Ist gesunde Mischkost die Alternative? Mit dieser Frage werde ich mich im nächsten Kapitel beschäftigen.

Kapitel II
Ernährung aus der Gießkanne?

Was Ernährungswissenschaftler empfehlen

Was der Durchschnittsbürger falsch macht bei seiner Ernährung, was er besser meiden und wovon er besonders viel essen sollte, erfahren wir täglich schon aus Presse, Funk und Fernsehen. Hier nun ein Auszug aus Grundlagen, die Wissenschaftler darlegen – ohne auf jede einzelne dieser Grundlagen näher einzugehen. Ich möchte nicht mehr, als zum Nachdenken anregen.

Bestandsaufnahme
Alle vier Jahre legt die Deutsche Gesellschaft für Ernährung ihren Ernährungsbericht vor. Eine Bestandsaufnahme von Bundesbürgers Eß- und Trinkgewohnheiten.
Es besteht wohl kein Zweifel. Die Wohlstandsgesellschaft ist trotz der noch nie dagewesenen Fülle an Nahrungsmitteln keineswegs gesünder als frühere Generationen, für die der Kampf um das tägliche Brot noch eine andere Bedeutung hatte.
Die Zahlen zeigen, daß der Durchschnittsbürger alles andere ist als ein Hungerleider. Zwischen 1966 und 1986 stieg nicht nur der Verbrauch an Fleisch und Eiern, sondern auch der von Fett um 27%, von Zucker um 20%, von Alkohol um 15%.
Original-Auszug aus dem Ernährungsbericht 1988:
»Sehr bemerkenswert sind die Veränderungen beim Verbrauch von Milch und Käse: Der Verbrauch von Trinkmilch nimmt seit 1976/77 leicht, aber stetig zu; der Käseverbrauch – vor allem Quark und Frischkäse – zeigt eine ungebrochene Zunahme.«
Zu viel Fett, zu viel Fleisch, zu viel Zucker. Aber nicht zu viel Käse?

Grundlagen von Empfehlungen
»Die Grundlagen, auf denen Empfehlungen zur Nährstoffzufuhr beruhen, sind nicht einfach darzustellen. Die Zahl der Bestimmungen

des individuellen Bedarfs für einzelne Nährstoffe kann sehr gering sein, da Ernährungsexperimente am Menschen sehr kostspielig und teilweise aus ethischen Gründen oder wegen der Dauer des Experiments nicht durchführbar sind. Dadurch ist in manchen Fällen die biologische Variabilität von Mensch zu Mensch im Ergebnis zu wenig repräsentiert.

Da in der Praxis der tatsächliche individuelle Bedarf nicht bekannt ist und häufig schon der Durchschnittsbedarf geschätzt werden muß, wird bei der Formulierung der Empfehlung anstelle der statistischen Berechnung in der Regel ein zusätzlicher Sicherheitszuschlag eingesetzt, um das Risiko des einzelnen für eine Zufuhr unterhalb des Bedarfs möglichst gering zu halten.

Empfehlungen zur Nährstoffzufuhr dürfen nicht mit Angaben über den tatsächlichen Bedarf verwechselt werden.« (Ernährungsbericht)

Blutwerte verleiten manchmal zu falschen Schlüssen

»Der in der Bundesrepublik Deutschland im allgemeinen über den normalen Lebensmittelverzehr aufgenommene ›Überschuß‹ essentieller Nährstoffe ist unbedenklich«, heißt es im Ernährungsbericht. Beruhigend? Diese essentiellen Nährstoffe werden leider nur in Blut oder Urin gemessen und nicht in den Zellen. Dorthin schiebt das Blut aber seine Überschüsse ab. Es gibt sie also, auch wenn man sie im Blut nicht »sieht«.

Beispiel Calcium: Zuviel Fette und Zucker hinterlassen im Blut meßbare Spuren. Anders Calcium, ein lebenswichtiges Element, das in großen Mengen in Milchprodukten enthalten ist. Im Blut bleibt es fast immer konstant, während es sich in den Zellen anhäuft. Übermäßiger Verzehr von Joghurt, Quark und Käse ist vermutlich bei rund 70% der Bundesbürger eine wichtige Ursache für Erschöpfung, Energiemangel und viele andere Störungen der Gesundheit.

Beispiel Kupfer: Kupfer ist ein lebenswichtiges Element. Wissenschaftliche Befunde, die bis in die 70er Jahre zurückreichen, haben gezeigt, daß Kupferüberschüsse Schädigungen verschiedener Körpergewebe (z. B. Knochen, Leber, Gehirn) verursachen können. Zu Beginn der 80er Jahre sorgten Pressemeldungen (leider nur kurzfristig) für Aufsehen, die von Babys berichteten, die infolge von kupferbelastetem Leitungswasser an Leberzirrhose gestorben waren. Der Ursache dieser zunächst rätselhaften Todesfälle kam man erst auf die Spur, als man Haare der Babys analysierte. Im Blut waren die Kupferwerte normal.

Kupferreiche pflanzliche Nahrungsmittel, wie sie z. B. von Vegetariern oft gegessen werden, sind allerdings für die Entstehung von Kupferüberschüssen in weitaus größerem Umfang verantwortlich zu machen als Wasser aus Kupferleitungen.

Weniger Fleisch und Eier?

Läßt zuviel Cholesterin aus der Nahrung den Cholesterinspiegel im Blut gefährlich ansteigen?

Auf diese Vermutung stützt sich die Empfehlung, man solle den Verzehr von Fleisch und Eiern einschränken.

Seit Jahren beschäftigt sich der Arzt Fred Kern mit dem Einfluß der Ernährung auf die Entstehung von Herz-Kreislauf-Erkrankungen. Im Gespräch mit einem Reporter erfuhr er zufällig von einem 88jährigen Mann, der allein auf einem Bauernhof lebte und seit 25 Jahren eine ungewöhnliche Leidenschaft pflegte. Er aß täglich 25 Hühnereier. Fred Kern hielt das zunächst für eine »Ente«, aber als der Reporter hartnäckig bei seiner Behauptung blieb, beschloß er, der Sache auf den Grund zu gehen. 25 Hühnereier pro Tag, der Mann mußte einen geradezu astronomischen Cholesterinspiegel haben. Einige Monate später veröffentlichte der Wissenschaftler im New England Journal of Medicine (März 1991) seine erstaunlichen Beobachtungen. Der 88jährige Mann hielt seine Vorliebe für Eier zwar selbst für ein bißchen verrückt, aber krank war er deswegen nicht. Alle Blutfettwerte, auch das Cholesterin, waren völlig normal, und Dr. Kern konnte auch keine Anzeichen für eine Arteriosklerose feststellen.

Bitte lassen Sie sich durch dieses Beispiel nicht zu unsinnigen Übertreibungen ermuntern. Schließlich wissen wir nicht, ob der rüstige alte Herr vielleicht mit anderen Problemen zu kämpfen hatte.

Die inneren Beziehungen unter den Nahrungsmitteln

Auf dem 3. Internationalen Kongreß für Biochemie stellte der amerikanische Forscher Seekles vor 20 Jahren fest: »Die Kenntnis der inneren Beziehungen unter den Nahrungsmitteln ist wesentlich für das Verständnis ihrer quantitativen Erfordernisse.

Die Verwendung eines einzelnen Nahrungsmittels kann möglicherweise grundlegenden Einfluß auf die Anwendung oder Nicht-Anwendung eines anderen Nahrungsmittels haben. So kann z. B. unter bestimmten Bedingungen die Giftigkeit von Zink durch Kupfer neutralisiert werden. Sind Molybdän und Zink gleichzeitig in einer Diät enthalten, so kann dadurch ein geringeres Wachstum bei Tieren erfolgen, als wenn in der Diät jedes einzelne Element allein zugeführt wird. Selenvergiftung kann durch Arsen reduziert und die Molybdänvergiftung bei Kühen kann durch Kupfer korrigiert werden. Die Natur der gegenseitigen Beeinflussung von einem Mikroelement auf das andere und auf andere Komponenten der Ernährung ist nur zu einem kleinen Teil erkannt.

Es ist meine Meinung, daß es die Biochemie und die Ernährungswissenschaft als eine ihrer vordringlichsten Aufgaben ansehen sollten, dieses dunkle Kapitel so bald wie möglich aufzuklären.

Diese Beispiele sind gewählt worden, um die biologische Tatsache aufzudecken, daß nicht ein Faktor allein und auch nicht eine Kombination von einzelnen Faktoren entscheidend ist: entscheidend bleibt vielmehr, wie der ganze Körper in seiner Gesamtheit beeinflußt wird.«

Das war damals schon bekannt – und heute?

Das Bundesgesundheitsamt hat im Jahre 1991 ein umfangreiches »Umwelt-Survey« vorgelegt. Diese »Messung und Analyse von Umweltbelastungsfaktoren in der Bundesrepublik Deutschland 1985/86...« lieferte erstmals Datenmaterial über Zellwerte (Haaranalysen) lebenswichtiger Elemente.

Von Vollwert-Päpsten und Agrar-Fabriken

Die Frage, welche Nahrungsmittel man heute überhaupt noch mit gutem Gewissen empfehlen kann, ist nicht leicht zu beantworten. Auch nicht von Labor-Experten, die jeder schädlichen Substanz auf die Schliche kommen können.

»Da kann überhaupt nichts passieren«, versichern uns manche Wissenschaftler im Brustton der Überzeugung. Andere sind vorsichtiger. Von vielen Giften, die der Mensch heute ausstreut, wissen wir vielleicht erst in zehn Jahren, welche Folgen sie für die Gesundheit haben können.

Natürlich kann ich Ihnen hier nur einen sehr kurzen Abriß der Problematik liefern. Vielleicht reicht er aus, um auch Sie nachdenklich zu stimmen.

Die moderne Lebensmitteltechnologie macht's möglich

Mahlzeiten, für deren Herstellung unsere Vorfahren noch Stunden am Kochtopf verbringen mußten, sind in Windeseile zubereitet. Schnell und praktisch, lautet die Devise. Ein und dasselbe Produkt muß auch immer genau gleich schmecken. Das paßt zum Zeitgeist, aber der kann sich bekanntlich wandeln.

Immer mehr Menschen suchen heute nach neuen Wegen, sich und ihre Familie so natürlich wie möglich zu ernähren. Kein leichtes Unterfangen!

Die Massentierhaltung hinterläßt Spuren

Hormone im Fleisch, Quecksilber im Fisch, Nitrat im Gemüse, das sind die unappetitlichen Schlagzeilen, die uns regelmäßig den Spaß am guten Essen verderben.

Der Lebensmittelchemiker Udo Pollmer beschreibt in seinem Buch mit dem dramatischen Titel »Iß oder stirb«, welche Blüten die Phantasie von Tierzüchtern treiben kann, die alles auf eine Karte setzen, um den vermeintlichen Verbraucherwünschen gerecht zu werden:

»Da Kalbfleisch von Natur aus nicht besonders hell ist, helfen die Mäster ein wenig nach. Sie verordnen ihren Tieren eine Eisenmangeldiät. Zum Ausgleich begannen die Tiere instinktiv, die Metallteile ihrer Käfige und Futtertröge anzuknabbern, was die erbosten

Mastbetriebe dazu bewog, nur noch kunststoffüberzogene Materialien zu verwenden. So kam das schöne helle Kalbfleisch auf den Tisch.«

Die moderne Massentierhaltung hinterläßt Spuren, nicht nur bei den geplagten Kreaturen, sondern auch auf den Gemüse- und Getreideäckern, die an Gülle zu ersticken drohen.

Ohne Chemie geht nichts mehr. Pflanzenschutzmittel gefährden unser Trinkwasser inzwischen genauso stark wie tausende von Tonnen verunreinigten Kunstdüngers.

Zeit zum Umdenken – das haben auch viele Erzeuger von Agrarprodukten erkannt und sich der alternativen Landwirtschaft verschrieben.

Der Verbraucher nimmt das Angebot dankbar an, auch wenn er dafür tiefer in die Tasche greifen muß. Trotzdem haben es die noch vor Jahren belächelten Landwirte, die sich um eine möglichst naturbelassene Aufzucht von Pflanzen und Tieren bemühen, heute nicht leicht.

Ein gnadenloser Verdrängungswettbewerb findet bereits statt. Das undurchsichtige »Bio«-Siegel ist zum Garanten für bessere Absatzchancen geworden. Aber längst nicht alles, was man uns im Bio-Laden an der Ecke als natürlich verkauft, verdient dieses Prädikat wirklich. Nicht nur aluminiumbelastete Teesorten und nickelreiche Körnerkost können einem den »Geschmack« verderben.

Zwischen Umdenken und praktischem Handeln liegt offenbar ein steiniger Weg, auf dem der Verbraucher immer wieder aufs Neue verunsichert wird.

Ich denke, es gibt trotzdem auf lange Sicht keine Alternative zu der Suche nach neuen, alten Formen der biologischen Pflanzen- und Tierzucht. Immer mehr Menschen denken heute genauso. Und damit verstärkt sich auch der Druck auf die Politiker. Das überholte System der Erzeugung landwirtschaftlicher Güter muß wieder zurückfinden zu natürlichen, umweltschonenden Formen. Worauf wartet man noch?

Handeln, hier und jetzt!

Wo möglich, sollten Sie die unmittelbare Nähe zum Bio-Erzeuger der Produkte suchen. Um sich selbst und seine Familie gesünder zu ernähren, kann man manchmal auch unkonventionelle Wege gehen. Zum Beispiel, so der Vorschlag von Udo Pollmer, indem Sie einen Vertrag mit einem Nebenerwerbsbauern abschließen. Mit dem Kauf eines Tieres vereinbaren Sie, daß dieses bei seiner Aufzucht natürlich gehalten und gepflegt wird. Ähnliche Vereinbarungen können Sie auch über Aufzucht von Obst und Gemüse treffen. Am besten, Sie tun sich dabei mit Gleichgesinnten zusammen.

Der Körper verzeiht mehr, als wir für möglich halten
Wenn ich entschieden für alternative Anbaumethoden plädiere, möchte ich damit keine unnötige Angst vor »üblichen« Lebensmitteln schüren. Gesundheitsschäden durch Nahrungsmittel sind auf die Summe vieler verschiedener Belastungen zurückzuführen und nicht dem einzelnen Kohlkopf oder der Schlangengurke anzulasten. Der wissenschaftliche Beweis der Schädlichkeit ist deshalb im Einzelfall nur selten möglich. Immerhin, es gibt solche Beispiele. So fand ich z. B. bei Personen aus Mittelmeerländern, die regelmäßig eine bestimmte Fischsorte aßen, hohe Quecksilberbelastungen. Eine Analyse des Fischs ergab ebenfalls hohe Quecksilberwerte.
Allerdings kann ich Sie trösten: Ob Sie Ihre Tomaten aus einem belgischen Treibhaus, einem israelischen Kibbuz, von den kanarischen Inseln oder aus dem heimischen Garten beziehen, der Körper holt sich offenbar genau das, was er braucht, ohne dabei großen Schaden zu nehmen. Vorausgesetzt das Lebensmittel paßt zum aktuellen Stoffwechsel.
Das gilt übrigens auch für Tierfutter. Aber darüber erfahren Sie mehr in Kapitel XIII.

Vitamine – weniger ist mehr

Enthält unsere Nahrung genug Vitamine? Oder müssen wir durch den Griff zur Pille nachhelfen, um keine Mangelzustände zu riskieren? Fragen, die die meisten von Ihnen sich wahrscheinlich schon oft gestellt haben.
Vitamine sind wie Mineralien und Spurenelemente lebenswichtige Substanzen, die der Körper über die Nahrung aufnehmen muß. Sie

beschleunigen den Ablauf vieler Stoffwechselprozesse. Wachstum, Knochenaufbau, Atmung, Verdauung und die körpereigene Immunabwehr wären ohne Vitamine nicht möglich.

Noch nicht einmal 100 Jahre ist es her, daß erstmals Stoffe entdeckt wurden, deren Mangel im Körper zum Auftreten bestimmter Krankheitsbilder beitrug. Skorbut (→ Vitamin-C-Mangel), Beri-Beri (→ Vitamin-B1-Mangel) und Rachitis (→ Vitamin-D-Mangel) sind bekannte Beispiele.

Da Unterernährung bei uns, anders als in vielen Ländern der sogenannten Dritten Welt, kaum noch eine Bedeutung hat, sind regelrechte Mangelkrankheiten nur noch sehr selten anzutreffen.

Dennoch, so zeigen eine Reihe von Untersuchungen, haben z. B. ältere Menschen, Kranke, Schwangere oder Schulkinder möglicherweise einen erhöhten Vitaminbedarf. Fehlernährung kann bei ihnen zu einer schleichenden (Mediziner sprechen von einer »subklinischen«) Unterversorgung führen.

Die Vitamin-Räuber

Insgesamt 16 Substanzen sind augenblicklich offiziell als Vitamine anerkannt. Im allgemeinen werden wasserlösliche Vitamine (Vitamin C, B-Vitamine) und fettlösliche Vitamine (A, D, E, K) unterschieden.

Der Verzehr an Weißmehlprodukten hat in den letzten Jahrzehnten drastisch zugenommen. Diesem Umstand haben wir es nach Ansicht der Ernährungswissenschaftler zu verdanken, daß vor allem bei den B-Vitaminen (B1, B2, B6 und Folsäure) immer wieder ein Mangel beobachtet wird. Die entvitaminisierten und entmineralisierten Zucker- und Weißmehlkalorien sind wahre Vitaminräuber, denn sie verbrauchen im Körper mehr Vitamine als sie ihm zuführen. Kritisch kann auch der Bestand an Vitamin C und B6 bei Rauchern oder von Vitamin B12 bei Vegetariern sein (Fleisch ist die wichtigste Vitamin-B12-Quelle). Ein anderes Beispiel ist die »Pille«. Die regelmäßige Einnahme kann zu einem erhöhten Verbrauch von Vitamin B6 führen.

Sind Vitaminüberschüsse unbedenklich?

Hinsichtlich der wasserlöslichen Vitamine gehen die Expertenmeinungen bezüglich der nötigen, wünschenswerten oder überreichlichen Zufuhr weit auseinander. Der amerikanische Mediziner Linus Pauling etwa, der zu zusätzlichen Vitamin-C-Gaben von mehreren Gramm pro Tag riet, um das Immunsystem zu stärken und u.a. Infektionen vorzubeugen, ist mit seiner Ansicht immer noch heftig umstritten.

Ein wesentliches Argument der Befürworter von hochdosierten Zusätzen wasserlöslicher Vitamine besteht darin, daß überschüssige Mengen über die Nieren wieder ausgeschieden werden.

Aber wer weiß schon, wie es in den Zellen aussieht?

Ein nachdenklich stimmendes Ergebnis brachten amerikanische Untersuchungen an Säuglingen, die aus unerklärlichen Gründen von der klassischen Vitamin-C-Mangelkrankheit Skorbut befallen wurden. Ihre Mütter hatten während der gesamten Schwangerschaft hochdosierte Vitamin-C-Präparate eingenommen, um sich und ihr Baby vor einem Mangel zu schützen. Im Endeffekt erreichten sie damit aber genau das Gegenteil.

Denn nach der Geburt litten die Säuglinge, deren Stoffwechsel sich an das hochdosierte Vitamin gewöhnt hatte, unter regelrechten Entzugserscheinungen.

Daß eine übermäßige Zufuhr gefährlich sein kann, ist zumindest bei einigen der fettlöslichen Vitamine heute eindeutig bewiesen.

So stellte man z. B. bei Eskimos, die regelmäßig Eisbärenleber verzehrten, Vergiftungserscheinungen aufgrund eines übermäßigen Vitamin-A-Verzehrs fest. Auch für Vitamin D gilt, daß Überdosierungen zu Vergiftungserscheinungen führen können. Allerdings dürfte die Eisbärenleber so ziemlich das einzige natürliche Nahrungsmittel sein, mit dem man sich überschüssige Vitamine einhandeln kann. Ansonsten kann als Faustregel gelten, daß sowohl wasserlösliche wie auch fettlösliche Vitamine aus dem organischen Verbund natürlicher Nahrungsmittel kaum Gefahren im Sinne einer Überdosierung in sich bergen.

Wenn der Stoffwechsel die Nahrungsmittel erhält, die ihm helfen, Ungleichgewichte zu beheben, ist dies zugleich die beste Garantie dafür, daß kein Mangel an Vitaminen entsteht.

Die umgekehrte Rechnung geht allerdings bestimmt nicht auf. Ernährungsfehler lassen sich nicht durch eine Handvoll Vitamine beheben. Mit Vitaminen können Sie dem Körper bestenfalls einmal einen kleinen »Schubs« geben. Aber dabei sollten Sie es dann auch bewenden lassen.

Salz in die Suppe?!

Vitamine sind gesund. Salz macht krank. Alltagslegenden und grobe Vereinfachungen, die uns das Leben unnötig schwer machen. So wenig wie Vitamine als Wunderknaben des Stoffwechsels taugen, so wenig taugt das Salz als Bösewicht. Gibt es wirklich genug vernünftige Gründe, die eine generelle Empfehlung, weniger zu salzen, rechtfertigen können?

Zu Zeiten der Kreuzritter war Salz als Zahlungsmittel begehrter als pures Gold. Das Salz in der Suppe war geradezu der Inbegriff des guten Essens für alle, die es sich leisten konnten. Die Zeiten haben sich gründlich geändert. Heute ist es verpönt, die Speisen kräftig zu salzen. Aber die Stimmen gegen diese Praxis werden lauter.

Der Bonner Mediziner Prof. Klaus Stumpe: »Salzarme Diät erhöht den Cholesterinspiegel. Weniger Salz nutzt Gesunden und Kranken kaum, sondern kann nicht nur die Blutfettwerte, sondern sogar den Blutdruck deutlich erhöhen.« Das macht nachdenklich.

Was Natrium (für) uns tut

Salz löst sich im Körper in seine Bestandteile Natrium und Chlorid. Natrium wird als Auslöser von Bluthochdruck verdächtigt, weil es Wasser bindet und damit den Flüssigkeitsdruck auf die Blutgefäßwände erhöht. Zuviel Natrium im Blut kann aber auch ganz andere Ursachen haben als übermäßiges Salzen. Erschöpfungszustände und ständige Anspannung lösen im Körper einen Reflex aus, der vor übermäßigem Wasserverlust schützt. Die Nieren halten Natrium zurück und befördern es wieder in den Blutkreislauf. Meiden Sie deshalb lieber Streß und Überforderung als das Salz in der Suppe. Meine eigenen Untersuchungen in Deutschland, Österreich und in der Schweiz ergaben, daß über 80% der Bevölkerung eher zuwenig als zuviel salzen. Ihr Natrium ist im Verhältnis zu anderen Elementen erniedrigt , und das geht auf Kosten des Energiehaushalts und der Erholungsfähigkeit.

Sie fühlen sich ausgebrannt und müde?

Dann wäre die Prise Salz aufs Brot oder zur Gurke ein idealer Muntermacher gegen den »toten Punkt« am Nachmittag.

Dasselbe gilt für Menschen mit Blutunterdruck, vor allem wenn sie zu wenig trinken. Und das tun leider viele von ihnen. Ein großes Glas Mineralwasser, in das Sie eine Messerspitze Salz geben, bringt den Kreislauf schnell wieder in Gang.

Auf die Dauer läßt sich so allerdings ein Natriummangel nicht beheben. Dazu gehört mehr als kräftiges Salzen.

Auf den Punkt gebracht

Der amerikanische Mediziner David A. McCarron beschäftigt sich seit Jahren mit dem Thema Salz und Bluthochdruck. Er meint: »Wir wissen einiges über Natrium, ein wenig über Kalium und Calcium und nicht besonders viel über irgend etwas anderes. Es ist gefährlich, den Leuten zu sagen, sie sollten bei einem Nährstoff wie dem Natrium ihre Gewohnheiten ändern, wenn wir die Wechselwirkungen mit anderen Nährstoffen nicht kennen. Damit schaffen wir die Basis für künftige Probleme.« Wie wahr!

Calcium – zuviel oder zuwenig?

Legende Nummer drei. So schlecht wie der Ruf des Natriums, so unantastbar gut ist der eines anderen Mineralstoffs: Calcium.

Bei einigen »Modewellen« für bestimmte Elemente könnte man den Eindruck gewinnen, daß sie über Nacht besonders wichtig werden. Man denke nur an Magnesium oder etwa Selen, dem plötzlich große Bedeutung für die Abwehr von Krankheiten und die Steigerung der Potenz zugeschrieben wird.

Glauben Sie, daß eines von ungefähr 100 Elementen ganz allein solche Wunderdinge vollbringen kann?

Calcium zählt zu den »saisonunabhängigen« Elementen. Es wird immer und für alles und jedes empfohlen.

Brüchige Fingernägel oder Haare, Entzündungen oder Muskelkrämpfe, Schlafstörungen, Energiemangel oder Sonnenallergien, alles läßt sich offenbar durch die Einnahme von Calcium-Tabletten wirkungsvoll bekämpfen. Und weil es angeblich auch gut für die Knochen und das Wachstum ist, sind Kinder und ältere Leute ideale Konsumenten. Wenn es wirklich so einfach wäre...

Man schüttet ein Element in den Körper hinein und wartet auf seine segensreichen Wirkungen. Aber die bleiben aus, erst recht wenn der Körper schon mehr als genug von diesem Element auf Lager hat. Mittlerweile gibt es im Lebensmittelhandel sogar schon süße Limonadengetränke, die durch einen bunten Aufkleber »Mit Calcium« zum Kauf verführen.

Calcium wirkt, aber wie?
Wissenschaftliche Beweise für die Wunderwirkungen isoliert verabreichten Calciums gibt es nur wenige. Beschrieben wurde z. B. eine entzündungshemmende Wirkung. Tatsache ist: Calcium setzt sich in den haarfeinen Verästelungen der Blutgefäße fest und behindert damit die Durchblutung. Bei den meisten Entzündungen bleibt die zusätzliche Calciumgabe dennoch wirkungslos. Menschen, die an Durchblutungsstörungen sowie kalten Händen und Füßen leiden, spüren die Wirkung des Calciums dagegen sehr deutlich.

Tatsache ist auch: Calcium macht müde, und zwar dauerhaft. Menschen mit Calciumüberschüssen klagen fast immer über Energielosigkeit, häufig über Schlafstörungen. Inzwischen kursiert sogar in medizinischen Fachkreisen das Gerücht von der neuen Müdigkeitskrankheit, die über 100000 Menschen befallen haben soll. Übrigens, falls Sie es noch nicht wußten: Auch zum tiefen Nachtschlaf braucht der Körper Energie ! Ob ein Glas warme Milch vor dem Zubettgehen immer das richtige Mittel ist?

Besondere Vorsicht ist angebracht bei einer bedenkenlosen Selbsttherapie gegen alle möglichen Allergien. Der Calcium-Schuß kann auch hier leicht nach hinten losgehen. Häufig verschlimmern sich später die Beschwerden.

An trockener Haut und brüchigen Nägeln können Sie durch die zusätzliche Einnahme von Calcium kaum etwas ändern. Wahrscheinlicher ist, daß Calciumüberschüsse des Körpers weiter vergrößert werden. Ein empfindlicher Eingriff in das feingewobene Netz der Wechselbeziehungen zwischen den Elementen, das wir uns im nächsten Kapitel näher anschauen wollen.

Kapitel III
Wer steuert den Stoffwechsel?

Mineralien – Motor des Stoffwechsels

Im Wechselspiel der Kräfte, die den Stoffwechsel in Gang halten, nehmen Mineralien eine Schlüsselstellung ein. In der Sprache der Computer-Freaks könnte man sagen, sie sind die entscheidenden Schnittstellen des körpereigenen Energiehaushalts.

Mineralien kurbeln den Stoffwechsel an oder sie bremsen ihn. Manche Elemente wirken einträchtig wie siamesische Zwillinge zusammen, andere stehen zueinander wie Feuer und Wasser. Solange dieses Kräftespiel ausgeglichen ist, funktioniert auch der Stoffwechsel optimal. Der Energiehaushalt ist ausgeglichen, und wir fühlen uns wohl.

Wie Sie wahrscheinlich wissen, hängt die Verteilung der Körperflüssigkeit zwischen dem Inneren der Zelle und ihrer Umgebung ab von der Konzentration der Teilchen, die in ihr gelöst sind. Die Bausteine der Mineralien zerfallen, sobald sie in eine wäßrige Lösung wie z. B. Blut gelangen, in sogenannte Ionen. Diese Ionen sind elektrisch geladen, entweder positiv (z. B. Calcium, Magnesium, Natrium, Kalium) oder negativ (z. B. Chlorid, Phosphate, Jodid).

Der Eigenschaft, in Flüssigkeit Strom zu leiten, verdanken Mineralien auch die Bezeichnung Elektrolyte. Jeder Nervenimpuls würde ohne die Anwesenheit von Elektrolyten völlig wirkungslos bleiben, weil er im Körper nicht weitergeleitet werden könnte. Leben wäre unmöglich.

Mineralien erzeugen Flüssigkeitsdruck, damit wir nicht vertrocknen

Die unterschiedliche Konzentration der Mineralien in der Körperflüssigkeit innerhalb und außerhalb der Zellen erzeugt zugleich einen permanenten Druck auf die Zellmembranen. Diese dünnen, teilweise durchlässigen Häutchen grenzen Inneres und Äußeres der

Zellen voneinander ab. Ohne diesen Druck der Mineralien könnten die Zellmembranen die Flüssigkeit im Inneren der Zellen nicht »festhalten«. Wir würden regelrecht austrocknen. Deshalb ist auch entmineralisiertes Wasser denkbar ungeeignet, um den Durst zu löschen. Wasser kann ohne Mineralien im Körper nicht gebunden werden.

Calcium

Calcium bildet fast die Hälfte des gesamten Bestandes an Mineralien im Körper. Es macht nicht nur unser Leitungswasser hart, sondern auch Knochen und Zähne. Der größte Teil der Calciumvorräte ist in den Knochen gelagert. Aber auch der verbleibende Rest hat es »in sich«. Ohne Calcium könnte sich kein Muskel zusammenziehen und keine Körperdrüse funktionieren. Auch für die Blutgerinnung und den Eiweißaufbau ist dieses »mächtige« Mineral unersetzlich. Die wichtigste Calciumquelle der menschlichen Nahrung sind Milchprodukte. Aber auch pflanzliche Nahrungsmittel, wie z. B. Broccoli oder Sojabohnen, enthalten viel Calcium.

Von Energielosigkeit und Antriebsschwäche über psychische Funktionsstörungen und Gereiztheit bis hin zu ausgeprägten Depressionen reichen die Symptome, die durch Calciumüberschüsse entstehen können. In den Zellen können Calciumüberschüsse zu Blockaden führen. So werden wichtige Enzyme, die die Energieproduktion steuern, in ihrer Aktivität gebremst. Außerdem kann sich überschüssiges Calcium, gebunden an Fett-Eiweiß-Bausteine, in den Zellwänden einnisten und damit u.a. die Durchlässigkeit für verschiedene Nährstoffe und die Leitfähigkeit für Nervenreize verringern.

Calciummangel dagegen wird häufig von Übererregbarkeit und Aggressivität begleitet. Personen mit ausgeprägtem Calciummangel sind besonders bedroht vom sogenannten plötzlichen Herzinfarkt.

Die Regulierung des Calciumstoffwechsels über die (Neben-)Schilddrüse steht in unmittelbarem Zusammenhang mit dem Grundumsatz des Körpers. Der Grundumsatz ist ein Maß dafür, wieviel Energie der Körper unter Ruhebedingungen aus der aufgenommenen Nahrung produziert. Je höher der Grundumsatz, desto schneller laufen die Verbrennungsvorgänge der Energieproduktion im Inneren der Zellen ab.

Magnesium

Die Stoffwechselwege, auf denen das Magnesium aus der Nahrung gewonnen wird, sind dieselben wie die des Calciums. Beide Elemente konkurrieren um ihre Aufnahme im Körper. In dieser Konkurrenzsituation erweist sich das Calcium häufig als das stärkere Element. Magnesium arbeitet in vielen wichtigen Stoffwechselfunktionen mit Calcium zusammen, kann aber auch als Gegenspieler auftreten.

Magnesium ist vor allem als Bestandteil vieler Enzyme, die die Energieproduktion in der Zelle steuern, unentbehrlich. Auch Eiweiß kann ohne Magnesium nicht aufgebaut werden. Mengenmäßig steht es hinter Calcium, Natrium und Kalium an vierter Stelle. Etwa die Hälfte des körpereigenen Magnesiumbestandes befindet sich in den Knochen. Muskeln, Herz, Leber und Gehirn enthalten auch sehr viel Magnesium.

Magnesiummangel führt wie Calciummangel zu einer erhöhten Erregbarkeit der Zellen.

Körperlicher und seelischer Streß können genauso an den körpereigenen Magnesiumbeständen nagen wie Alkoholmißbrauch. Streßhormone greifen das Magnesium in den Zellen unmittelbar an.

Natrium

Neben Kalium stellt Natrium das wichtigste »energieliefernde« Element dar. Etwa 40 % des Gesamtnatriums sind in den Knochen, etwa 50 % im Blut und anderen Flüssigkeiten und etwa 10 % in den Zellen selbst.

Die wichtigste Natriumquelle unserer Ernährung ist das Kochsalz. Auf die Diskussion, ob man den Salzverzehr einschränken sollte oder nicht, bin ich ja schon im letzten Kapitel eingegangen. Nach meiner Erfahrung gibt es keine vernünftigen Gründe, generell zu weniger Salz zu raten. Auch wer wenig salzt, kann durchaus erhöhte Natriumwerte in den Zellen haben.

Wenn die Nieren Natrium zurückhalten

Von zentraler Bedeutung für die Regulierung des Natriumstoffwechsels sind die Nieren. So wird beispielsweise bei hohen Flüssigkeitsverlusten, wie sie bei anstrengender körperlicher Aktivität in warmer Umgebung auftreten, in den Nieren vermehrt Natrium zurückgehalten. Eine Schutzmaßnahme gegen weitere Wasserverluste. Gesteuert wird diese Zurückhaltung des Natriums durch die Hormone der Nebennieren. Deren bekannteste Vertreter sind die sogenannten Streßhormone Adrenalin und Noradrenalin. So ist es auch nicht verwunderlich, daß man bei Menschen, die sich permanent im Streß befinden, oft hohe Natriumüberschüsse in den Zellen findet.

Natrium kurbelt die Energieproduktion in den Zellen an. Der Stoffwechsel wird schneller, es wird mehr Zucker verbrannt, wenn der Natriumbestand der Zellen zunimmt. Dieser Effekt kann durch das Partnerelement Kalium noch unterstützt werden. Je mehr Kalium die Zelle enthält, desto stärker zieht sie Natrium an.

Kalium

Kalium ist unter den Mineralien nicht nur der wichtigste Gegenspieler des Calciums. Es wirkt auch unmittelbar an der Verbrennung und der Speicherung von Energie mit. Der wichtigste Treibstoff des Zellstoffwechsels, die Kohlenhydrate (Zucker), können nur an Kalium gebunden, in den Zellen gelagert werden. Fehlt es an Kalium, bleiben die Energiespeicher leer.

Die wichtigsten Kaliumquellen sind kohlenhydratreiche Nahrungsmittel wie Obst, Gemüse und Vollkornprodukte, aber auch Leber. Die darin enthaltenen Mehrfachzucker werden im Körper abgebaut und wandern in die Zellen. Muskeln und Leber enthalten die größten Energiespeicher. Wieviel Zucker und Kalium in den Zellen gespeichert werden kann, hängt aber noch von einem weiteren, oft unterschätzten Faktor ab: dem Fettanteil der aufgenommenen Mahlzeiten. So ist es nicht nur unter Marathonläufern ein offenes Geheimnis, daß Nudelpartys nach anstrengenden Belastungen vor allem dann zu einem optimalen Auffüllen der Energiespeicher der Muskeln führen, wenn die Sauce nicht zu viel Fett enthält.

Kaliummangel ist Eiweißmangel

Niedrige Kaliumspiegel in den Zellen sind immer ein zuverlässiges Signal, daß zu viel Eiweiß in den Zellen verbraucht und Körpersubstanz angegriffen wird. Dadurch kommt es zur Einschränkung der Produktion wichtiger Hormone, Enzyme und Bausubstanz der Zellen. Letztlich wird auch die Leistungsfähigkeit der körpereigenen Abwehrkräfte gefährdet.

Heißhunger auf Süßes?

Eines der bekanntesten Hormone im Zusammenhang mit dem Stoffwechsel der Kohlenhydrate ist Insulin. Wie Sie wahrscheinlich wissen, reagiert der Körper mit einem Insulinstoß, wenn wir ihm zuviel Zucker auf einmal anbieten. Ziel dieser Gegenregulation ist es, die aufgenommenen Kohlenhydrate möglichst rasch in die Zellen zu befördern und damit den kurzfristig erhöhten Blutzuckerspiegel wieder abzusenken. Häufig sinkt der Blutzuckerspiegel noch unter das Ausgangsniveau. Damit kehrt der Heißhunger auf Süßes wieder zurück. Der Kreislauf Süßigkeiten – Unterzuckerung – Süßigkeiten ist eröffnet.

Es gibt aber noch einen anderen Grund für eine häufige Unterzuckerung, und der wird häufig übersehen. Der Grund heißt Kaliummangel oder -überschuß. Zu wenig Kalium in den Zellen ist ein Signal für den Körper, daß die Energiespeicher zur Neige gehen. Zuviel Kalium signalisiert, daß sehr viel Energie verbraucht wird. In beiden Fällen wird vermehrt Insulin ausgeschüttet, um die Zellen mit Zuckernachschub zu versorgen. Der Effekt: Der Blutzuckerspiegel kann genauso absinken wie nach dem Verzehr von Süßigkeiten. Verständlich, daß Übergewichtige einen verbissenen Kampf gegen den Hunger auf Süßes führen müssen, wenn Kalium in den Zellen erhöht oder erniedrigt ist.

Energie aus der Natrium-Kalium-Pumpe

Für den Transport der Stoffe, die durch die Zellmembranen ins Innere der Zellen gelangen oder sie verlassen, spielt die sogenannte Natrium-Kalium-Pumpe eine wichtige Rolle. Sie sorgt auch dafür, daß Nervenimpulse weitergeleitet werden.

Wie funktioniert diese Pumpe? Natrium- und Kaliumteilchen befinden sich in unterschiedlicher Konzentration diesseits und jenseits der Zellmembran. Dadurch entsteht ein »elektrisches Gefälle«. Bei jedem eintreffenden Nervenreiz wird dieses Gefälle für Bruchteile einer Sekunde aufgehoben, und beide Elemente durchströmen die Membran – jeweils in entgegengesetzter Richtung. Unmittelbar danach kehren sie wieder in ihre »Ausgangslage« zurück. Bei diesem Pumpvorgang werden auch Nährstoffe in die Zelle geschleust. Für die Leistungsfähigkeit und Aktivität der Natrium-Kalium-Pumpe spielt u.a. das mengenmäßige Verhältnis der beiden Elemente eine wichtige Rolle.

Die Verbrennungstypen

Das Netz der Beziehungen zwischen den Mineralien ist eng geknüpft. Das gilt auch für die vier genannten Elemente. Teils ergänzen sie sich in ihrer Wirkung teils treten sie als unmittelbare Gegenspieler auf.

Calcium und Magnesium könnte man in diesem Zusammenhang als körpereigenes Bremssystem des Stoffwechsels bezeichnen. Natrium und Kalium, die natürlichen Gegenspieler, sind dagegen ausgesprochene Energiemineralien, die den Stoffwechsel ankurbeln. Je nachdem, welche Elemente im Innern der Zelle die Oberhand gewinnen, kann der Stoffwechsel übertourt oder langsam sein. Darüber geben die Haarzellen zuverlässig Auskunft. Sie liefern ein Spiegelbild des Zellstoffwechsels und der Energieproduktion des Körpers. Dabei gibt es immer wiederkehrende Muster in den Mineralverhältnissen, die sogenannten Verbrennungstypen:

Die Verbrennungstypen sind häufig schon rein äußerlich leicht voneinander zu unterscheiden. Man könnte es etwas flapsig auf die einfache Formel bringen: Was der langsame Verbrenner zu wenig an Energie hat, hat der schnelle zuviel. Wenn Sie wissen möchten, ob Sie selbst augenblicklich eher ein schneller oder ein langsamer Verbrenner sind, dann habe ich für Sie im nächsten Kapitel eine kleine Überraschung vorbereitet.

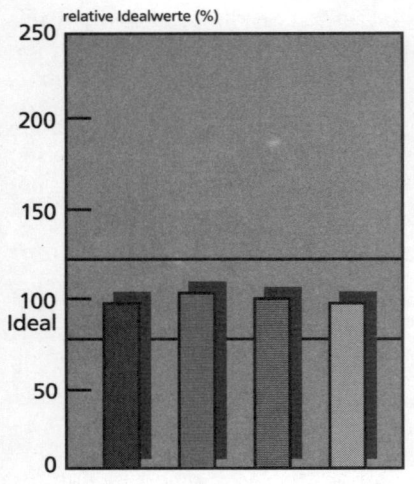

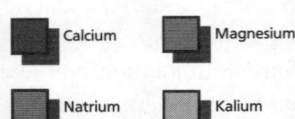

Calcium   Magnesium

Natrium   Kalium

Normaler Verbrenner

Die vier Mineralien befinden sich in einem annähernd optimalen Verhältnis zueinander. Energieproduktion und Nährstoffverwertung könnten nicht besser sein. Menschen mit einem solchen Mineralmuster sind meist unkompliziert, ausgeglichen, zufrieden und sehr leistungsfähig.

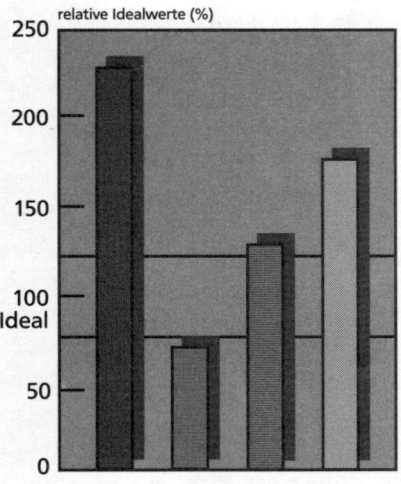

Gemischter Verbrenner

Ein Mischtyp zwischen langsamer und schneller Verbrennung. Die individuellen Muster können unterschiedlich ausfallen. Die Energieproduktion schwankt. Typische Symptome sind Müdigkeit, Stimmungsschwankungen, schlechte Verdauung. Zeitabschnitte, in denen man »Bäume ausreißen« könnte, wechseln mit Phasen der Erschöpfung ab.

Abb. 1: **Die Verbrennungstypen**

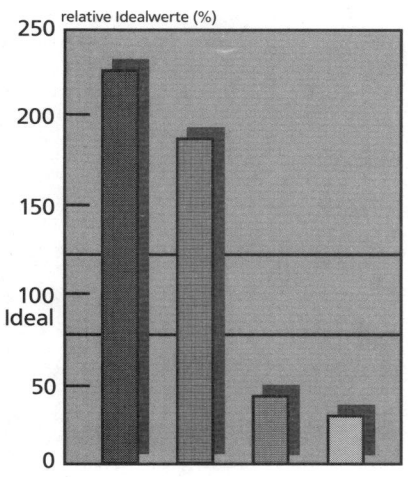

relative Idealwerte (%)

Langsamer Verbrenner

Etwa 70–80% der Bevölkerung gehören nach meinen bisherigen Erkenntnissen zu diesem Verbrennungstyp. Calcium, oft auch Magnesium, ist bei diesen Personen im Verhältnis zu Natrium und Kalium erhöht. Die Nährstoffverwertung ist nicht optimal. Der Anteil der Frauen ist hoch. Sie haben im Durchschnitt fast doppelt so hohe Calciumwerte wie Männer. Ein schlechtes Hautbild, Kopfschmerzen, Schlafstörungen und Erschöpfungszustände sind nur einige Symptome, die den langsamen Verbrenner plagen.

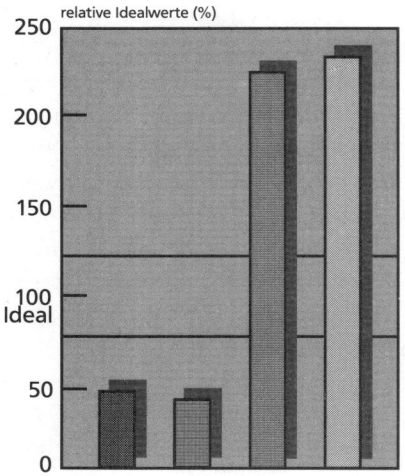

relative Idealwerte (%)

Schneller Verbrenner

Natrium und Kalium sind beim schnellen Verbrenner gegenüber Calcium und Magnesium erhöht. Die Mineralverhältnisse sind genau umgekehrt wie beim langsamen Verbrenner. Der Stoffwechsel ist übertourt, und es wird eine Menge Energie in Form von Wärme »verpulvert«. Rein äußerlich wirken schnelle Verbrenner nicht selten kerngesund. Ihre Haut ist meist kräftig durchblutet. Allerdings neigen sie auch zu Fahrigkeit, Aggressivität und motorischer Unruhe. Die meisten schnellen Verbrenner fand ich in der Gruppe der 40- bis 60jährigen Männer.

Abb. 2: **Die Verbrennungstypen**

Kapitel IV
Sind Sie ein schneller Verbrenner?

Test: Welcher Stoffwechseltyp sind Sie?

Sie haben im letzten Kapitel eine Menge über langsame und schnelle Verbrenner gehört. Natürlich entsteht damit automatisch die Frage: Zu welchem Verbrennungstyp gehöre ich selbst? Vielleicht haben Sie nach den bisherigen Informationen schon eine Vermutung.

Wenn ich im Gespräch mit Menschen, denen ich zum erstenmal begegne, schon nach kurzer Zeit ziemlich sicher bin, ob ich einen schnellen oder langsamen Verbrenner vor mir habe, reagieren meine Gesprächspartner häufig verblüfft.

»Woran sieht man das denn?« fragen sie irritiert.

Nun, nach meiner mehr als zehnjährigen Erfahrung habe ich natürlich einen Blick für ganz bestimmte Symptome und typische Verhaltensweisen. Wenn Sie erst einmal drei oder vier verschiedene Haaranalysen gesehen haben und wissen, wie sich Menschen mit bestimmten Mineralmustern fühlen, werden Sie selbst sehr bald Experte sein. Spätestens bei der Frage nach den Ernährungsgewohnheiten rundet sich das Bild.

Der kleine Test, den ich für Sie zusammengestellt habe, liefert Ihnen erste Anhaltspunkte dafür, welchem Verbrennungstyp Sie persönlich augenblicklich angehören. Betrachten Sie das Ganze aber bitte mehr als Spiel mit ernstem Hintergrund.

Wir sind nicht nur Verbrennungstypen, und der Stoffwechsel besteht aus mehr als vier Elementen.

Letztlich kann nur eine Haaranalyse, bei der auch andere lebenswichtige Elemente und giftige Schwermetalle gemessen werden, zuverlässig über Ihren Stoffwechsel Auskunft geben.

In diesem Sinne wünsche ich Ihnen nun viel Spaß bei diesem kleinen Test.

Bitte vergleichen Sie zu jedem der 20 Punkte die Aussagen in den Spalten A und B. Kreuzen Sie dann jeweils die Antwort an, die vollständig oder am ehesten von beiden Möglichkeiten zu Ihnen paßt.

A   B

	A		B
☐	1. Ab und zu esse ich Obst	☐	1. Ich esse gern und oft Obst
☐	2. Ich esse gelegentlich Joghurt oder Quark	☐	2. Ich esse häufig Joghurt oder Quark
☐	3. Ich mag durchwachsene Fleischsorten	☐	3. Ich bevorzuge magere Fleischsorten
☐	4. Ich esse öfter als dreimal wöchentlich Fleisch	☐	4. Ich esse kein oder höchstens dreimal wöchentlich Fleisch
☐	5. Ich esse leidenschaftlich gern Brot oder Kartoffeln	☐	5. Ich esse gern Müslis, Brot oder Kartoffeln
☐	6. Ich esse gern und oft Teigwarengerichte	☐	6. Ich esse gelegentlich Teigwarengerichte
☐	7. Ich esse gern Butter und Sahne	☐	7. Ich esse überwiegend bewußt mager
☐	8. Ich gerate leicht / häufig ins Schwitzen	☐	8. Ich schwitze wenig, selbst wenn ich mich körperlich betätige
☐	9. Ich rege mich leicht auf	☐	9. Ich fühle mich öfter überfordert
☐	10. Auch wenn ich oft in Eile bin, kann ich viel Arbeit wegstecken	☐	10. Ich muß mich oft sehr anstrengen, um alles zu erledigen
☐	11. Ich stehe morgens gern früh auf und bin gleich hellwach	☐	11. Oft komme ich morgens nach dem Aufstehen nur schwer in Gang
☐	12. Ich fühle mich überwiegend energiegeladen und habe kaum körperliche Beschwerden	☐	12. Ich fröstele leicht und habe öfter kalte Hände oder Füße
☐	13. Ich rege mich öfter über den mangelnden Elan der Menschen in meiner Umgebung auf	☐	13. Ich fühle mich häufig matt und müde
☐	14. Ich kann überall problemlos einschlafen	☐	14. Ich schlafe schlecht ein und habe manchmal Schlafstörungen
☐	15. Wenn ich morgens aufstehe, fühle ich mich ausgeruht und energiegeladen	☐	15. Selbst wenn ich eigentlich genug geschlafen habe, fühle ich mich manchmal noch müde
	16. Falls Sie Gewichtsprobleme haben:	☐	16. Falls Sie Gewichtsprobleme haben:
☐	Meine Gewichtsprobleme zeigen sich oberhalb der Gürtellinie, an meinem Bauch	☐	Meine Gewichtsprobleme zeigen sich unterhalb der Gürtellinie, an den Oberschenkeln oder am Po
☐	17. Mit Streß und Hektik kann ich sehr gut umgehen	☐	17. Ich mag Streß und Hektik nicht
☐	18. Ich bin gern unterwegs	☐	18. Ich bin lieber oft zu Hause
☐	19. Ich liebe die Herausforderung und finde sie auch immer wieder	☐	19. Ich bin eher zurückhaltend und nicht so für spontane Entscheidungen
☐	20. Ich neige eher zu Bluthochdruck	☐	20. Ich neige eher zu Blutniederdruck

☐ Punkte insgesamt   ☐ Punkte insgesamt

AUSWERTUNG

Wenn Sie mehr Aussagen in Spalte A als in Spalte B angekreuzt haben, sind Sie vermutlich derzeit eher ein **schneller Verbrenner.**

Wenn Sie mehr oder ebenso viele Ausagen in Spalte B wie in Spalte A angekreuzt haben, sind Sie vermutlich derzeit eher ein **langsamer Verbrenner.**

TEST: Welcher Stoffwechseltyp sind Sie?

Übrigens: Wenn Sie jetzt noch ein paar Kopien anfertigen, können Sie diesen Test auch gemeinsam mit Ihrer Familie durchführen.

Ihr Ergebnis?

Wenn dieser Test dazu beigetragen hat, daß Sie Ihre Ernährungsgewohnheiten in neuem Licht betrachten, dann ist eigentlich das wichtigste Ziel schon erreicht.

Nehmen wir einmal an, das Ergebnis Ihrer Haaranalyse würde ergeben, daß Sie im Augenblick tatsächlich dem Verbrennungstyp angehören, den Sie im Test ermittelt haben.

Welche Konsequenzen hätte das für die Ernährung?

Hier kann man natürlich nur eine grobe Richtung angeben. Die Frage, welche Nahrungsmittel im einzelnen zum Stoffwechsel passen oder nicht, hängt nicht nur vom Stoffwechseltyp ab. Das Mineralmuster kann individuell sehr unterschiedlich sein, und natürlich spielen auch Spurenelemente und Schwermetalle eine wichtige Rolle für die Auswahl geeigneter Nahrungsmittel.

Immerhin haben Sie mit der Kenntnis des Verbrennungstyps einen wichtigen Hinweis auf einseitige Vorlieben in der täglichen Ernährung in der Hand. Und diese Vorlieben sollten Sie besser eine Zeitlang zurückstellen.

● Das heißt für eher langsame Verbrenner:
Essen Sie mindestens zweimal täglich frisches Obst und Gemüse und viel mageren Fisch!

● Für eher schnelle Verbrenner bedeutet dies:
Vorsicht mit zuviel Brot und Alkohol!

Konkrete Nahrungsmittel, deren Verzehr dem Stoffwechsel guttut, lassen sich, wie gesagt, nur unter Berücksichtigung des gesamten Mineralmusters, wie es sich aus der Haaranalyse ergibt, empfehlen. Ohne genaue Kenntnis dieses Mineralmusters sind Selbstversuche nicht weniger riskant als irgendeine einseitige Diät.

Stellen Sie also Ihre Ernährung auf keinen Fall, allein aufgrund dieses Tests, für längere Zeit um.

Kapitel V
Bausteine des Lebens

Von Eisen bis Vanadium

Spurenelemente sind alles andere als ein trockenes Thema. Wußten Sie z. B., daß Zinkmangel zu Geschmacksverlust führen kann? Oder daß Frauen, die ihr zweites Baby erwarten, besonders von Chrommangel bedroht sind? Dann lassen Sie sich überraschen, welche wichtige Rolle viele lebenswichtige Elemente in Ihrem Körper spielen.

Den größten Teil der körpereigenen Mineralbestände bilden die sogenannten **Mengenelemente**. Beispiele für Elemente, die in größeren Mengen vorkommen, sind Calcium, Magnesium, Natrium, und Kalium, die Sie ja schon kennengelernt haben.

Daneben gibt es eine Vielzahl anderer Mineralstoffe, die nur in Spuren vorhanden sind. Viele dieser **Spurenelemente** sind lebenswichtig. Ohne Kupfer, Zink oder Selen wären wir hilflos den Angriffen von Viren und Bakterien ausgeliefert. Ohne Chrom und Mangan könnte der Körper nichts mit der aufgenommenen Nahrung anfangen.

Von vielen Spurenelementen weiß man heute, daß es ohne sie kein Leben gibt. Deshalb nennt man sie essentiell (=lebenswichtig). Leider ist unser Wissen über einige dieser Elemente noch recht dürftig. So werden z. B. Gold, Wolfram und Germanium in der Homöopathie zwar schon mit Erfolg eingesetzt, was sie letztlich im Wechselspiel der Elemente für eine Rolle spielen, liegt aber weitgehend im dunkeln. Ob ein Stoff heilen kann oder ein Gift ist, kommt vor allem auf die Dosierung an. Das wußte schon Paracelsus. Überschüsse eines jeden Elements können sich genauso ungünstig auf unser Befinden auswirken wie Mangelzustände.

Im folgenden stelle ich Ihnen Spurenelemente vor, von denen man nach dem derzeitigen Stand der Laboranalytik bei Haaranalysen zuverlässige Meßergebnisse erwarten kann.

Beginnen möchte ich mit einem Element, über das Sie vermutlich schon eine Menge wissen.

Eisen

Seit Jahrtausenden ist das Eisen dem Menschen in vielen Lebensbereichen ein wertvoller Begleiter. Es zählt zu den lebenswichtigen Elementen, nicht nur in der metallverarbeitenden und chemischen Industrie, sondern auch in der Ernährung. Es ist sowohl in pflanzlichen wie auch in tierischen Nahrungsmitteln enthalten. Die Eisenaufnahme aus tierischen Nahrungsmitteln liegt allerdings ca. 5mal höher als aus pflanzlichen.

Eisen wird in den inneren Organen, zum Teil auch in den Knochen, gespeichert. Aus Untersuchungen mit Alkoholikern weiß man, daß Eisenüberschüsse zu Ablagerungen in den Zellen und zu Organschädigungen (u.a. Leber, Bauchspeicheldrüse, Herzmuskel) führen können.

Aufgrund von Blutuntersuchungen nimmt man heute an, daß Frauen von Eisenmangel wesentlich stärker betroffen sind als Männer. Im Haar konnte ich einen solchen Unterschied bisher nicht feststellen. Eisen war im Durchschnitt bei Männern und Frauen gleichermaßen niedrig.

Ein erniedrigter Eisenspiegel im Blut muß nicht unbedingt bedeuten, daß auch im Körpergewebe Eisen fehlt.

So konnte ich bei einem jungen Mann mit Eisenmangel im Blut einen extrem hohen Eisenwert feststellen. Seit zwei Jahren hatte er ein Eisenpräparat in hoher Dosierung eingenommen. Nach Absetzen des Präparats und dreimonatiger Ernährungsumstellung war der Eisengehalt im Haar und im Blut wieder im Normbereich.

Mangan

Das silberweiß glänzende Schwermetall verwendete man schon im Altertum zur Herstellung und Färbung von Glas. Industriell wird es heute noch in der Glasindustrie, ansonsten überwiegend als Legierungsbestandteil zur Verbesserung der Rostschutzeigenschaften von Metallverbindungen eingesetzt. In der Landwirtschaft findet es auch als Dünge- und Futterzusatz Verwendung. Für Menschen, Tiere und Pflanzen ist Mangan gleichermaßen lebenswichtig.

In der Natur kommt es vor allem in pflanzlichen Nahrungsmitteln vor. Getreideprodukte weisen den höchsten, Fleisch, Fisch und Geflügel den niedrigsten Mangangehalt auf.

Im Körper wird Mangan vor allem in den Knochen und in der Leber gespeichert.

Überschüsse an Mangan sind selten. Bei akuten Vergiftungen kommt es zu Beeinträchtigungen des Nervensystems und Veränderungen im Blutbild.

Mangan ist für den Energiehaushalt des Körpers sehr wichtig. Es aktiviert viele Enzyme und unterstützt die Nutzung von B-Vitaminen und von Vitamin C.

Der amerikanische Mediziner Richard Doisy berichtet von einem Mann, der freiwillig sieben Monate lang eine chemisch bilanzierte Ernährung zu sich nahm. Nach 13 Wochen wurde aus dieser Kost das Mangan gänzlich herausgenommen. Jetzt verlor der Mann erheblich an Körpergewicht. Seine vorher schwarzen Kopf- und Barthaare färbten sich rot, und er litt vorübergehend unter Hautentzündungen.

Manganüberschüsse in den Haaren treten gelegentlich auf, wenn viel Getreideprodukte gegessen werden. Hohe Manganwerte habe ich auch bei schweren Krankheiten beobachtet.

Zink

Zink, für den Menschen lebenswichtig, ist sowohl in pflanzlichen wie auch in tierischen Nahrungsmitteln enthalten. Aus Fleisch, Fisch, Schalentieren kann es der Körper am besten verwerten.

Extreme Zinkmangelzustände kommen überwiegend in Gegenden mit Unterernährung vor. Sie können durchaus lebensbedrohlich sein.

Aber auch eine längerfristige Unterversorgung birgt Gefahren für die Gesundheit. Mittlerweile liegen viele wissenschaftliche Untersuchungen vor, die zeigen, wie wichtig Zink für uns ist. Bei chronischer Zinkmangelernährung kann es demnach zu folgenden Symptomen kommen:

— Appetitlosigkeit (Anorexie)
— Antriebsschwäche
— Durchfall

- Geistige Verwirrtheit
- Haarausfall
- Hautveränderungen aller Art
- Impotenz
- Verminderte Samen- und Testosteronbildung
- Häufige Infektionen
- Lernschwierigkeiten
- Störungen im Geschmacksempfinden
- Wachstumsstörungen bei Kindern
- Veränderungen an den Knochen
- Schwangerschaftsabbruch und Mißbildungen bei Neugeborenen
- Verzögerte Wundheilung
- Verzögerte sexuelle Reifung

Zink ist ein ausgesprochen »empfindliches« Element. Es geht leicht verloren. Ursachen für einen Zinkmangel können z. B. sein:

- Eiweißmangelernährung (insbesondere bei geringem Fleischverzehr und im Zuge von Gewichtsabnahme-Diäten)
- Verminderte Aufnahme im Körper, z. B. aufgrund konkurrierender Elemente wie Calcium, Kupfer, Eisen, Blei, Cadmium, Aluminium
- Erhöhter Alkoholkonsum
- Körperliche und/oder psychische Streßsituationen, akute oder chronische Infektionskrankheiten
- Operationen
- Einnahme der Pille
- Einnahme von cortisonhaltigen Medikamenten oder Zytostatika

Auch bei Krebs, Colitis, Morbus Crohn, Diabetes und einer Reihe anderer Erkrankungen wurde ein Zinkmangel beobachtet.

Zu wenig Zink heißt häufig zu viel Kupfer
Australische Wissenschaftler beobachteten Ende der 70er Jahre bei Kindern von Eingeborenen Wachstumsstörungen und eine auffällige Häufung von Krankheiten.

Man stellte fest, daß die Kinder so gut wie nie Fleisch aßen. Also war es naheliegend, der Frage nachzugehen, ob diese Kinder möglicherweise unter akutem Zinkmangel litten. Blut- und Urinuntersuchungen ergaben jedoch völlig normale Werte.

Schließlich entschlossen sich die Wissenschaftler, zur Sicherheit auch noch Haarproben der Kinder zu untersuchen.

In der Tat wurden sie nun endlich »fündig«. Nicht nur, daß die **Zinkspiegel sehr niedrig** waren, den Forschern fiel auch auf, daß gleichzeitig die gemessenen **Kupferwerte extrem hoch** waren.

Natürlich ging man den Ursachen nach und fand schließlich heraus, daß ein künstlich angelegter Brunnen außerhalb des Dorfes, der mit Kupferplatten ausgekleidet war, den Kindern nicht nur als Spielplatz diente. Sie löschten dort auch regelmäßig ihren Durst.

Angesichts der ohnehin niedrigen Zinkversorgung der Kinder hatte die zusätzliche Kupferzufuhr zu einer Verschlimmerung des Zinkmangels und Häufung von Krankheiten geführt.

Zinkmangel durch Pillen beheben?

Zinkmangel läßt sich aber nur selten mit Zink beheben. Amerikanische Forscher verabreichten Übergewichtigen, die sich einer Abnahmediät unterzogen, täglich ein hochdosiertes Zinkpräparat.

Jeden Morgen wurde die Zinkausscheidung im Urin gemessen. Sie blieb trotz der Zinkeinnahme völlig normal, so daß der Eindruck entstehen konnte, das aufgenommene Zink würde tatsächlich verstoffwechselt.

Dies erwies sich allerdings als Trugschluß, denn schon kurze Zeit nach Absetzen des Präparates wurden über 90% des zuvor zugeführten Zinks wieder ausgeschieden! Das zugeführte Zink war in isolierter Form einfach nicht bioverfügbar.

Im Haar der Untersuchten waren die Zinkspiegel zu diesem Zeitpunkt erniedrigt, während im Blut, vermutlich im Zusammenhang mit der vermehrten Ausscheidung, erhöhte Werte gefunden wurden.

Nicht immer bleibt der Versuch, über Pillen einen Zinkmangel zu beheben, einfach nur folgenlos. Vor allem wenn solche Präparate über längere Zeit gedankenlos eingenommen werden. So zeigten z. B. amerikanische Studien, daß eine länger dauernde Einnahme von Zinkpräparaten sowohl im Blut als auch in den Haaren zu einem Kupfermangel führen kann.

Die Ergebnisse meiner eigenen Untersuchungen lassen die Vermutung zu, daß auch in Deutschland Zinkmangel, aber auch Zinküberschuß, ein ernsthaftes und weitgehend unbeachtetes Problem der Fehlernährung ist.

Die gesundheitliche Konsequenzen sind meiner Ansicht nach kaum absehbar. Bei mehr als 50% der von mir untersuchten Personen, dies zeigten Ergebnisse einer Studie des Jahres 1990, fand ich Zinkspiegel unter 150 mg/kg (Idealwert 200 mg/kg). Etwa jeder fünfte hatte einen Zinkwert unterhalb von 100 mg/kg. Vor allem Kinder haben gelegentlich extrem niedrige Zinkspiegel.

Kupfer

Für die Herstellung von Waffen, Schmuckstücken und Küchengeräten ist das Kupfer schon seit Jahrtausenden unverzichtbar. In der Industrie gilt es auch heute noch als »Allerweltsmetall«. Daraus werden elektrische Kabel, Rohrleitungen (!), Gebrauchsgegenstände und Metallegierungen hergestellt.

Für den Menschen ist Kupfer ein lebenswichtiges Mineral. Hippokrates verwandte Kupfer als Antiseptikum, zur Blutstillung, bei Wunden, Brüchen, Entzündungen usw.

Im 19. Jahrhundert wurde Kupfer im Zuge der »Metalltherapie« sowohl innerlich wie auch äußerlich bei Erkrankungen des Nervensystems angewendet. Bei Rheuma, Gicht und Schuppenflechte wird es auch heute noch (leider meist ohne Kenntnis des individuellen Stoffwechsels) eingesetzt. Kupfer ist in den meisten pflanzlichen und tierischen Nahrungsmitteln enthalten. Verschiedene pflanzliche Nahrungsmittel, aber auch Süßigkeiten wie z. B. Schokolade, sind besonders reich an Kupfer. So unentbehrlich und sogar heilsam das Kupfer sein kann, so ist es doch zugleich – in entsprechend hohen Dosen – ein besonders giftiges Schwermetall, das Pflanzen, Tiere und Menschen gleichermaßen schädigen kann.

Kupfer wird zum größten Teil in der Leber und im Gehirn gespeichert. Es ist nicht nur unmittelbarer Gegenspieler des Zinks, sondern wirkt mit vielen anderen Elementen zusammen. So mit Eisen. Bei Kupfermangel können nicht genug eisenhaltige Enzyme und

Transport-Eiweiße, wie z. B. der rote Blutfarbstoff Hämoglobin, gebildet werden. Unter diesen Bedingungen ist der Versuch, den Eisenmangel mit Pillen zu beheben, von vornherein hoffnungslos.

Vor allem bei Tieren konnten krankhafte Auswirkungen extremen Kupfermangels beobachtet werden. Die Symptome reichten von Pigmentveränderungen von Haut und Haaren (helle Flecken, weißes Haar) über Knochendeformationen bis zu krankhaften Blutgefäß- und Herzveränderungen.

Diese Befunde konnten in zahlreichen Untersuchungen im Prinzip auch beim Menschen bestätigt werden. Dabei fand man auch Zusammenhänge mit Blutunterdruck, erhöhter oder erniedrigter Körpertemperatur, plötzlicher Atemnot sowie Störungen der geistigen Entwicklung.

Amerikanische Forscher beobachteten, daß es bei Menschen mit Kupfermangel zu erhöhten Cholesterinspiegeln kommen kann.

Das bekannteste Beispiel für eine Krankheit, die durch einen Überschuß von Kupfer ausgelöst wird, ist »Morbus Wilson«. Die Patienten speichern, vermutlich aufgrund einer vererbten Stoffwechselstörung, von Geburt an Kupfer in verschiedenen Geweben. Die Anhäufung führt oft erst nach Jahren zu Symptomen wie Bluthochdruck, Leberzirrhose, Depressionen, Knochenzerstörungen etc.

Kupferüberschüsse in der Leber können bis zu einer gewissen Grenze durch sogenannte Freßzellen abgefangen werden. Wenn diese Freßzellen satt sind, bricht der Schutz vor einer Zellschädigung zusammen.

Aufgrund der engen Wechselwirkung mit Zink, entsprechen die Gesundheitsstörungen, die durch einen Überschuß an Kupfer ausgelöst werden, denen, die bei Zinkmangel auftreten.

Ein Ausgleich von Zink-Kupfer-Ungleichgewichten durch eine individuell angepaßte Ernährung führt nach meiner Erfahrung nicht nur zum Abklingen körperlicher Symptome wie Entzündungsneigungen oder Migräne. Auch die Stimmungslage der Betroffenen verbessert sich deutlich.

Chrom
Die Bezeichnung Chrom geht zurück auf das griechische Wort Chroma, was soviel wie Farbe bedeutet. Das lebenswichtige

Schwermetall findet heute vor allem als Legierungsbestandteil von Spezialstählen und zum Oberflächenschutz Verwendung. Auch zur Ledergerbung und in Farbpigmenten wird Chrom noch benutzt. Hohe Chrombelastungen, z. B. durch Aufnahme von Chromstaub begünstigen die Entstehung von Nierenerkrankungen, Magengeschwüren, asthmatischen Reaktionen und Krebs.

Tierische Nahrungsmittel enthalten weniger Chrom als pflanzliche. Besonders chromreich ist Bierhefe.

Eine der wichtigsten Bedeutungen des Chroms liegt darin, daß es die Wirkung des Hormons Insulin vervielfacht. Damit spielt es eine wichtige Rolle für die Energieproduktion des Körpers.

Verschiedene gesundheitliche Störungen werden mit einem Chrommangel in Verbindung gebracht:

- Zunehmende Zuckerintoleranz bis hin zu Diabetes
- Erhöhter Insulinspiegel
- Erhöhter Cholesterinspiegel

Vor allem einseitige Kost und der häufige Verzehr denaturierter Nahrungsmittel sollen einen Chrommangel begünstigen.

Auch bei Patienten, die künstlich ernährt werden, kann es zu einem Chrommangel kommen. Frauen, die zum wiederholten Male schwanger wurden, hatten ebenfalls deutlich erniedrigte Chromspiegel. Die Chromspeicher der Mutter sind durch die wiederholte Versorgung »für Zwei« offenbar besonders dann überfordert, wenn die Nahrung schon wenig Chrom enthält.

Amerikanische Forscher fanden heraus, daß die Haar-Chromspiegel Neugeborener während der ersten Lebensmonate noch relativ hoch sind, dann aber deutlich zurückgehen. Frühgeburten und Kinder, die für ihr Alter zu klein waren, hatten deutlich erniedrigte Chromwerte.

Auch bei diabeteskranken Kindern wurden deutlich erniedrigte Chromspiegel in den Haaren beobachtet. Ähnliche Ergebnisse brachten Untersuchungen erwachsener Diabetiker.

Wahrscheinlich spielt für diesen Chrommangel die regelmäßige Verabreichung von Insulin eine wichtige Rolle. Man hat nämlich herausgefunden, daß dabei vermehrt Chrom über die Nieren ausgeschieden wird.

Eine Therapie mit Chrompräparaten erwies sich bisher allerdings als wenig erfolgreich. Dasselbe Phänomen wie bei allen anderen Elementen, die in isolierter Form zugeführt werden.

Bei Langzeitstudien in Finnland fand man heraus, daß ein wichtiger Zusammenhang zwischen einem niedrigen Chromgehalt im Trinkwasser und dem Auftreten von Herz-Kreislauf-Erkrankungen bestand. Mittlerweile liegen mehrere Studien vor, die zu sehr ähnlichen Ergebnissen kamen.

Einige Wissenschaftler sind sogar der Ansicht, daß Chrommangel neben Übergewicht und Rauchen einer der wesentlichen Risikofaktoren für Herz-Kreislauf-Erkrankungen ist.

Meine eigenen Untersuchungen ergaben ebenfalls gegenüber Normalpersonen erniedrigte Chromspiegel bei Diabetikern.

Chromüberschüsse treten nach meinen Beobachtungen meist gemeinsam mit anderen Schwermetallbelastungen auf und müssen als gesundheitsbedrohlich gelten. Allerdings sind sie selten.

Phosphor

Phosphor ist neben Calcium der mengenmäßig bedeutsamste Mineralstoff im Körper. Vor allem in den Knochen und in den Zähnen ist es gespeichert. Aber es spielt auch eine wichtige Rolle bei der Regulierung des Wasserhaushalts und als Bestandteil der sogenannten energiereichen Phosphate, ohne die eine Energieproduktion der Zellen nicht möglich wäre.

Die phosphorhaltigsten Nahrungsmittel sind Fleisch und Milchprodukte. Colagetränke, Schmelzkäse und Brühwürste sind aus lebensmitteltechnologischen Gründen stark mit Phosphor angereichert. Phosphormangelerkrankungen sind unbekannt.

In den letzten Jahren kam Phosphor im Zusammenhang mit Hyperaktivität bei Kindern ins Gerede. Allerdings konnte nie wirklich gezeigt werden, daß irgendein Zusammenhang zwischen hohen Phosphorspiegeln und den Verhaltensauffälligkeiten der Kinder besteht.

Ich selbst habe mittlerweile bei fast 200 hyperaktiven Kindern Haaranalysen durchgeführt und konnte in keinem einzigen Fall deutlich erhöhte Phosphorwerte beobachten.

Meine eigenen Untersuchungen an Personen, die unter Knochenschwund (Osteoporose) leiden, ergaben, daß diese im Schnitt einen gegenüber Normalpersonen signifikant erhöhten Phosphorspiegel hatten. Phosphor tritt im Organismus als Gegenspieler des Calciums auf. Vielleicht eröffnen sich hier zukünftig neue Einsichten für ein besseres Verständnis der Stoffwechselprozesse, die zu Osteoporose führen.

Kobalt

Seinen Namen soll das schon im Altertum zur Blaufärbung von Vasen und Krügen verwendete Schwermetall nach den Kobolden erhalten haben, die den Bergleuten vortäuschten, das blauschimmernde Erz sei ein Edelstein.

Die Industrie verwendet es in Metallegierungen als zusätzlichen Rostschutz im Auto- und Flugzeugbau.

Kobalt wird in der Medizin – in radioaktiver Form – zur Behandlung von Krebsgeschwülsten eingesetzt. In der Chirugie wird es in künstlichen Gelenken und als Befestigungsmaterial bei Knochenbrüchen verwendet.

Für den Menschen ist Kobalt als Zentralatom des Vitamins B12 von Bedeutung. Es kommt, mit starken regionalen Unterschieden, in fast allen Nahrungsmitteln vor. In Fleisch ist der Gehalt am größten. Über Mangelkrankheiten liegen derzeit kaum Erkenntnisse vor. Überschüsse scheinen weniger gesundheitsgefährdend zu sein als bei anderen Elementen. Appetitlosigkeit, Übelkeit und Erbrechen, Blutunterdruck und hormonelle Stoffwechselstörungen wurden allerdings schon beobachtet. Nach meinen eigenen Erkenntnissen sind hohe Kobaltüberschüsse sehr selten. In diesen Fällen liegen meist zusätzliche Schwermetallbelastungen vor.

Lithium

Lithium ist das »leichteste« aller Metalle. Da es zunächst vor allem in Steinen gefunden wurde (griech. lithos=Stein), erhielt es im 19. Jahrhundert diesen Namen. Allerdings ist Lithium fast überall im Boden enthalten; sowohl in pflanzlichen wie auch in tierischen Nahrungsmitteln kommt es vor. Bierhefe enthält viel Lithium.

In der Industrie wird Lithium vielseitig eingesetzt. In der Computerfertigung genauso wie bei der Herstellung von Gummi.

Ob Lithium für den Menschen lebenswichtig ist, kann heute noch nicht beantwortet werden. Sein Einsatz als Medikament hat allerdings eine Tradition, die bis ins 19. Jahrhundert zurückreicht. Gicht, Rheuma und Karies wurden genauso mit Lithium behandelt wie Infektionen und Herz-Kreislauf-Erkrankungen. Wegen möglicher Nebenwirkungen wird es heute nur noch in Notfällen zur Behandlung psychischer Störungen, insbesondere Depressionen, verordnet. Lithiumvergiftungen können zu Apathie, Übelkeit, sogar zu akutem Nierenversagen führen. Erhöhte Lithiumwerte habe ich gelegentlich bei schweren Krankheiten beobachtet.

Molybdän
Im Jahre 1782 gelang dem schwedischen Wissenschaftler Hjelm erstmals die einwandfreie Beschreibung des Molybdäns. Industriell wird es vor allem zur Herstellung von Stahl und Kunstdünger sowie bei der Verarbeitung von Glas und Keramik genützt.
Obwohl Molybdän-Mangelerkrankungen nicht bekannt sind, gilt es als lebenswichtiges Spurenelement. In fast allen Nahrungsmitteln ist Molybdän enthalten, vor allem in Milch- und Getreideprodukten sowie Hülsenfrüchten und Innereien.
Aus der russischen Republik Armenien wurde berichtet, daß die Zahl der Gichterkrankungen besonders hoch war in Gegenden mit hohem Molybdängehalt des Bodens. In Nahrungsmitteln und bei Weidevieh wurden ebenfalls hohe Molybdänwerte gefunden. Auch bei Blutkrebs wurden schon hohe Molybdän-Spiegel beobachtet. Hohe Molybdänwerte beobachte ich in eigenen Untersuchungen immer wieder bei Personen aus dem Mittelmeerraum.

Selen
1816 wurde das Spurenelement Selen, das seinen Namen dem griechischen Wort für Mond verdankt, entdeckt. Wirtschaftlich spielt es in der Elektrotechnik und der Fotoindustrie eine große Rolle.
Für den Menschen ist es vor allem als Bestandteil des Enzyms Glutathion-Peroxidase lebenswichtig. Dieses Enzym schützt die Körperzellen vor den sogenannten freien Radikalen. Einschränkungen in der Enzymaktivität bewirken Störungen der Zellfunktionen bis hin zum Absterben der Zelle.

Der Körper kann Selen in Nieren, Leber und Bauchspeicheldrüse speichern.

Selen ist in allen pflanzlichen und tierischen Nahrungsmitteln enthalten, in Fisch und vor allem in verschiedenen Innereien.

Ein völliger Verzicht auf Fisch und Innereien kann einen Selenmangel begünstigen.

Auch wenn Selen heute oft als Wundermittel gegen alle möglichen Krankheiten gepriesen wird, sind seine Wirkungen im Stoffwechsel noch nicht ausreichend erforscht. Positive Ergebnisse wurden bei der Behandlung der Keshan-Erkrankung erzielt, einer schweren Herzkrankheit, die zum Tode führen kann. Gesichert ist der Zusammenhang zwischen Selenmangel und Krankheit auch für Phenylketonurie, die sogenannte Ahornsirup-Erkrankung und Bauchspeicheldrüsen-Entzündungen.

In verschiedenen Studien wurde Selenmangel auch mit Alkoholismus, Muskel- und Lebererkrankungen, Bluthochdruck, Herzinfarkt, multiple Sklerose und Krebs in Verbindung gebracht. Was die vielzitierte potenzsteigernde Wirkung von Selen betrifft, konnte bisher nur im Tierversuch eine erhöhte Spermienproduktion beobachtet werden.

Aufgrund seiner hohen Bindungsfähigkeit an giftige Schwermetalle wie Blei, Cadmium und Quecksilber wird Selen gelegentlich auch verabreicht, um Belastungen mit diesen Elementen schneller abzubauen. Ich habe auch hier starke Zweifel, ob eine isolierte Selenverabreichung tatsächlich zum gewünschten Erfolg führt. Dazu ein Beispiel: Eine 45jährige Frau, die seit mehreren Jahren an Gleichgewichtsstörungen und quälenden Kopfschmerzen litt, nahm seit zwei Jahren täglich ein Selenpräparat ein, um Schwermetalle abzubauen. Das Ergebnis ihrer Haaranalyse ergab einen extrem hohen Selenwert (10,8 mg/kg). Der Quecksilberspiegel war gleichzeitig deutlich erhöht (0,8 mg/kg). Statt Quecksilber abzubauen, hatte die Frau sich eine zusätzliche Selenbelastung eingehandelt, denn auch dieses Spurenelement wirkt im Überfluß toxisch.

Ich finde bei meinen Untersuchungen überwiegend niedrige Selenwerte, was für eine Verarmung der Böden spricht. Erhöhte Selenwerte ohne zusätzlich verabreichtes Selen sind selten.

Strontium

Wie Barium ist auch dieses Spurenelement ein zweiwertiges Erd-Alkali-Metall. Allerdings ist es wesentlich ungefährlicher. Lediglich radioaktive Strontium-Isotope, wie sie z. B. nach der Tschernobyl-Katastrophe die Umwelt belasteten, können eindeutig gesundheitsgefährdend sein. Besonders strontiumreiche Nahrungsmittel sind Milch und Milchprodukte. Daher gehen erhöhte Calciumspiegel in den Haaren in der Regel einher mit erhöhten Strontiumwerten. Möglicherweise lassen sich bestimmte Leberstoffwechselstörungen (GDH, GTP) durch Strontium günstig beeinflussen.

Vanadium

Vanadium, das seinen Namen der skandinavischen Göttin Freya Vanadium verdankt, wurde erst im 19. Jahrhundert in Mexiko entdeckt. Obwohl damit früher von Rheuma bis zu Syphilis alle möglichen Krankheiten behandelt wurden, liegen bis heute über seine biologische Funktion im menschlichen Körper keine gesicherten Erkenntnisse vor.

In der Literatur finden sich Hinweise auf die Bedeutung von Vanadiumstoffwechselstörungen bei Herz-Kreislauf- und Nierenerkrankungen. Auch von deutlich erniedrigten Vanadiumhaarspiegeln bei zu früh geborenen Babys wird berichtet.

Möglicherweise besteht auch ein Zusammenhang zwischen erniedrigtem Vanadium und erhöhten Cholesterin- und Triglyzeridwerten im Blut.

Bei der Behandlung von Depressionen konnten Erfolge durch eine vanadiumarme Kost erreicht werden. Erhöhtes Vanadium wird mit Nierenschäden und Störungen der Gehirnfunktion in Zusammenhang gebracht. Die Symptome eines Überschusses reichen von Müdigkeit bis zu Depressionen. Vitamin C soll giftige Auswirkungen des Vanadiums vermindern können.

Kapitel VI
Wer mit wem gegen was?

Kein Element existiert für sich allein

Wir haben verlernt, uns damit auseinanderzusetzen, daß in unserem Körper ein Rad in das andere greift. Wir glauben, daß man alles, was dem Körper fehlt, ohne weiteres ersetzen kann. Der Organismus funktioniert nicht wie ein Eimer, in den man etwas hineinschüttet. Seine Elemente sind in einem empfindlichen, komplizierten Netz von Wechselbeziehungen miteinander verwoben.

Als ich vor einiger Zeit zufällig erfuhr, daß es eine Deutsche Gesellschaft für Magnesiumforschung gibt, kam mir unwillkürlich der Gedanke, daß es möglicherweise noch ungefähr 100 andere Gesellschaften dieser Art geben müsse – je eine für jedes Element, aus dem wir bestehen.

Die Erforschung der Mineralstoffe hat in den letzten 30 Jahren wichtige Erkenntnisse hervorgebracht. Krankheitsbilder und Mangelerscheinungen wurden entdeckt, die eindeutig mit bestimmten Elementen in Zusammenhang zu bringen sind. So wissen wir beispielsweise, daß Zinkmangel, neben einer Mangelversorgung mit Eiweiß, eines der größten Probleme im Zusammenhang mit Unterernährung in den armen Ländern der Welt ist.

Hineinschütten, was fehlt?

Die Beschäftigung mit Mangelzuständen verleitet jedoch zu dem Fehlschluß, daß man jeden Mangel eines Stoffes ausgleichen kann, indem man nur genug davon in den Körper hineinschüttet. Für extreme Mangelzustände mag das als akute Notmaßnahme funktionieren. In aller Regel läßt sich der Körper allerdings nicht so ohne weiteres abfüllen, wie jeder Arzt bestätigen kann, der versucht hat, einen Eisen- oder Magnesiummangel mit Hilfe entsprechender Präparate zu beheben.

Meine eigenen Erfahrungen aus den ersten Jahren meiner Beschäftigung mit dem Stoffwechsel und Haaranalysen haben mich erstmals nachdenklich gemacht.

Selbst genau ausgeklügelte Vitamin- und Mineralmischungen waren nicht mehr als ein Tropfen auf dem heißen Stein. Ich erkannte auch schon bald warum.

Wer jeden Tag die falschen Nahrungsmittel zu sich nimmt, beeinflußt seinen Stoffwechsel damit wesentlich stärker als es irgendwelche Pillen korrigieren könnten. Nachdem ich das erkannt hatte, zog ich die logische Konsequenz, daß nur eine individuell zusammengestellte Ernährung der Schlüssel zu einer erfolgreichen Behebung von Ungleichgewichten sein konnte.

Als ich im Jahre 1984 erstmals mit verschiedenen Wissenschaftlern über dieses Konzept sprach, traf ich auf Skepsis. »Sie wollen doch wohl nicht ernsthaft behaupten, man ißt eine Banane und drei Tage später findet man das Ergebnis dann in den Haaren wieder«, fragte einer der anwesenden Wissenschaftler sichtlich erheitert, entschloß sich aber zwei Jahre später dennoch zu einem Selbstversuch mit dem abgebildeten Ergebnis auf Seite 74 (von dem Wissenschaftler wird später noch die Rede sein).

Ganz offensichtlich kann der Körper sehr viel mehr Magnesium aus dem organischen Verbund der Banane gewinnen als aus einem hochdosierten Magnesiumpräparat.

Eigentlich können wir ganz froh sein, daß isolierte Mineralpräparate nicht viel bringen. Ich sage das ohne jede Ironie. Denn es kann auch anders kommen. Je mehr und je länger Sie sich nämlich des vermeintlichen Helfers aus der Pillenbox bedienen, desto größer ist die Wahrscheinlichkeit, daß er tatsächlich wirkt – wenn auch ganz anders als erhofft. Für manche Menschen kann das durchaus fatale Folgen haben. Mögliche Auswirkungen am Beispiel eines Eisenpräparats zeigt Abbildung 5 auf Seite 75.

Stellen Sie sich eine solche isolierte Eisentherapie einmal vor, wenn jemand bereits niedrige Calcium- und Magnesium- und hohe Natrium- und Kaliumwerte hat (schnelle Verbrenner). Mit der Einnahme des isolierten Eisenpräparats würde so ziemlich jedes bestehende Ungleichgewicht weiter verschlimmert.

Es geht auch anders! Das zeigten die Ergebnisse einer Studie, die ich mit jungen Hochleistungssportlern durchführte. Eisen aus natür-

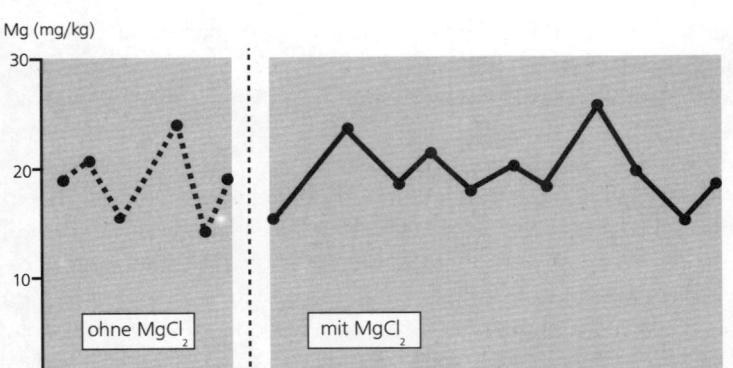

Mg–Gehalt im Barthaar (2–Tages–Mischprobe) eines Probanden vor und nach mehrwöchiger, täglicher Aufnahme von 3–4g Mg in Form von MgCl₂ (Magnesiumchlorid).

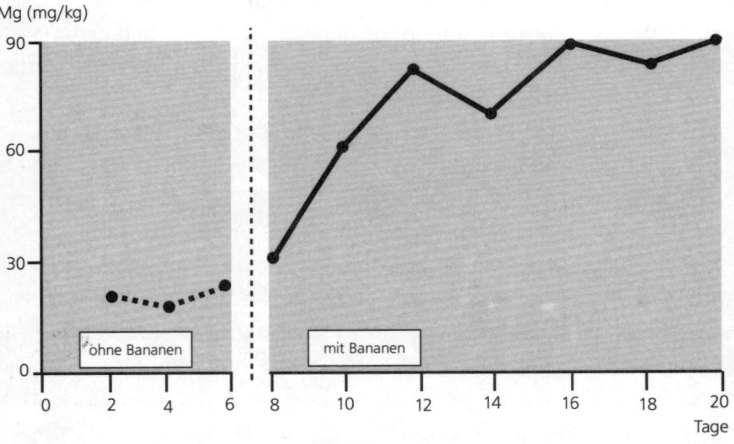

Mg–Gehalt im Barthaar (2–Tages–Mischprobe) eines Probanden vor und nach mehrwöchiger, täglicher Aufnahme von 1 Kg Bananen (entspricht etwa 300–500 mg Mg)

(nach Aurand und Neumayr, 1987)

Abb. 3: **Veränderungen des Magnesiumgehalts im Haar bei täglicher Einnahme eines Magnesiumpräparats sowie täglichem Verzehr von Bananen**

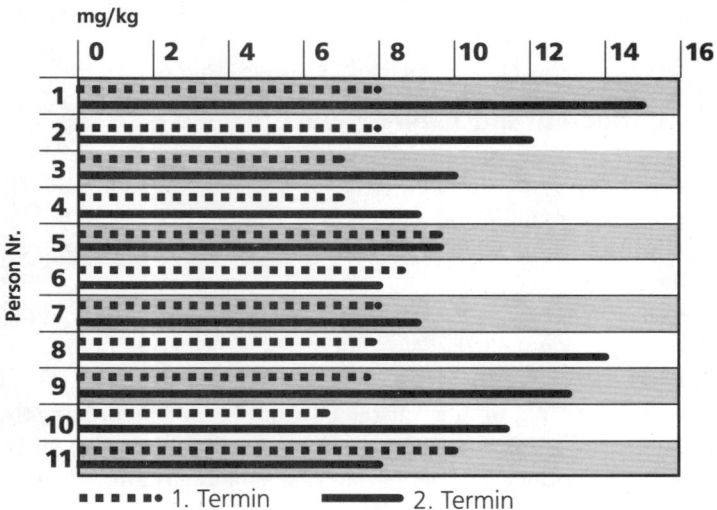

Abb. 4: **Veränderungen der Eisenwerte über zwei Termine**

Natrium steigt	↑
Magnesium sinkt	↓
Calcium sinkt	↓
Kalium steigt	↑
Stickstoff sinkt	↓
Kupfer sinkt	↓
Mangan steigt	↑

Bei der Einnahme eines Eisenpräparates können gleichzeitig verschiedene Reaktionen entstehen.

Abb. 5: **Es geht auch ohne Pillen ...**

lichen Nahrungsmitteln. Viele interessante Einzelheiten dazu erfahren Sie in Kapitel XI.

Verknüpfungen und Gleichgewichte

Zu wenig Eisen – zu viel Blei

Der Mensch besteht aus ungefähr 100 Elementen. Von jedem einzelnen Element gibt es nicht nur genug, zuviel oder zuwenig, sondern sie alle wirken mit in einem komplizierten Geflecht, das Leben erst möglich macht. Die Beziehungen der Elemente untereinander sind dabei wichtiger als die Wirkung eines einzelnen Minerals. Ein Beispiel:

Ein erniedrigter Zink- oder Eisenspiegel erhöht die Aufnahmebereitschaft des Körpers für Schwermetalle wie für Blei. Wer also einen niedrigen Zink- oder Eisenspiegel hat, ist bei Bleibelastungen stärker gefährdet als jemand mit normalen Zink- und Eisenwerten.

Gerade diese Wechselwirkungen machen es so schwierig zu entscheiden, in welcher Dosierung bestimmte Stoffe als schädlich anzusehen sind. Auch wenn Menschen exakt derselben Menge eines giftigen Schwermetalls ausgesetzt werden, können sie doch sehr unterschiedliche Mengen davon aufnehmen. Je nachdem, wie ausgeglichen ihr aktueller Stoffwechsel ist.

Wechselwirkungen

Am Beispiel der beiden Elemente Kupfer und Zink vermittelt die Abbildung auf Seite 77 einen Eindruck von der Kompliziertheit der Zusammenhänge einzelner Elemente im Stoffwechselgeschehen.

Wenn ein Element für seine Wirksamkeit im Stoffwechsel die Unterstützung eines anderen braucht, dann wirken diese Elemente positiv gleichsinnig (synergistisch) zusammen. So ist z. B. der Anstieg eines niedrigen Eisenspiegels bei niederem Kupfer nur möglich, wenn gleichzeitig das Kupfer angehoben wird. Kupfer wirkt synergistisch mit Eisen. Ähnliche synergistische Wirkungen haben Sie ja schon bei Calcium und Magnesium oder Natrium und Kalium kennengelernt.

Wenn die normale Wirksamkeit eines Elements durch den relativen Überschuß eines anderen Elements eingeschränkt wird, so wirken

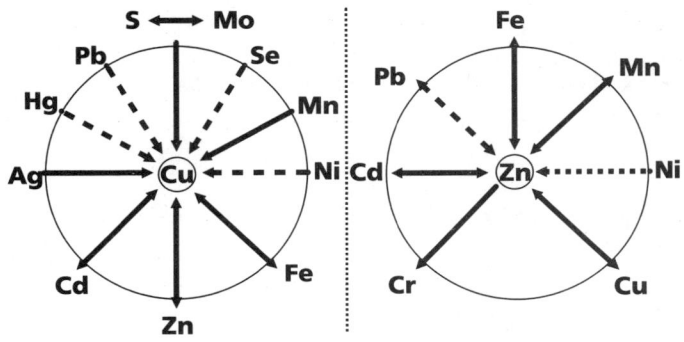

(nach Kirchgessner u. a., 1982)

Die Pfeile zeigen an, ob es sich um einseitige oder gegenseitige Wechselwirkungen von Elementen handelt. Durchgezogene Linien bedeuten, daß es sich um direkte Beziehungen handelt, gestrichelte Linien weisen auf indirekte Zusammenhänge hin.

Abb. 6: **Im Spinnennetz der Elemente – Wechselwirkungen von Kupfer und Zink mit anderen Spurenelementen**

beide Elemente gleichsam als Gegenspieler, einander entgegengesetzt (antagonistisch).

Ein neues Denken ist nötig

Der Mensch ist mehr als die Summe seiner Teile, und genauso verhält es sich mit unseren Nahrungsmitteln.

Die beiden amerikanischen Mineralexperten Johnson und Sauberlich fassen zusammen: »Neue Fragen nach dem Zusammenwirken der Elemente sind aufgetaucht, und einige wurden gelöst, die meisten jedoch harren noch ihrer Beantwortung.«

Die Wissenschaft wird so lange keine befriedigenden Antworten auf Fragen nach dem Zusammenwirken der Elemente finden, wie sich die Forschung nur auf winzige Ausschnitte des Stoffwechsels beschränkt.

Zink- oder Magnesiumforschung sind sicher verdienstvoll. Aber allein vom Denkansatz können sie nur zu Ergebnissen führen, die für die Aufdeckung komplexer, systemischer Zusammenhänge des Stoffwechselgeschehens keine neuen Erkenntnisse liefern werden.

Kapitel VII
Botschaften aus dem »Inseits«

Die Zelle – Zentrum des Lebens

Aus ca. 75 Billionen Zellen besteht unser Körper. In ihrem Aufbau sehen sich alle ähnlich, auch wenn sie sehr unterschiedliche Aufgaben zu erfüllen haben. Jede Zelle für sich ist ein faszinierender Mikrokosmos.

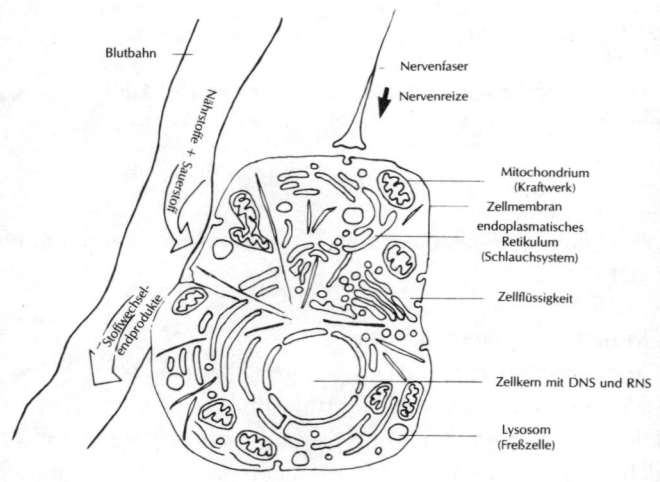

Abb. 7: **Die Zelle**

Eine hauchdünne Haut, die Zellmembran, grenzt den Innenraum und die Zellflüssigkeit gegenüber der Umgebung ab. Sie ist so aufgebaut, daß, je nach Bedarf, unterschiedliche Stoffe in die Zelle hineingelangen oder sie verlassen können.

Die zelleigene Rohrpost

Im Zellinneren befindet sich ein bläschen- und schlauchförmiges System, das ebenfalls von einer dünnen Haut umgeben wird und mit der Zellmembran verbunden ist, das sogenannte endoplasmatische Retikulum. Diese raffiniert aufgebaute Rohrpost der Zelle transportiert Stoffe und Nervenreize innerhalb von Sekundenbruchteilen an den Ort ihrer Bestimmung.

Energie aus Kraftwerken

Der Ort der Energieproduktion sind die **Mitochondrien.** Sie werden auch als Kraftwerke der Zelle bezeichnet. Ihre Leistungsfähigkeit muß jeden Motorenbauer vor Neid erblassen lassen. Sie werden spielend mit drei verschiedenen Sorten von Treibstoff fertig: Eiweiß, Kohlenhydrate und Fette.

Informationen aus dem Zellkern

Im Zellkern befindet sich das genetische Material der Zelle. DNS und RNS heißen die kompliziert aufgebauten Eiweißspiralen, in denen die Geheimnisse unserer ganz persönlichen Erbinformationen gespeichert sind. Von diesen Eiweißspiralen wird auch die von Mensch zu Mensch unterschiedliche Bildung von körpereigenem Eiweiß gesteuert, ein Vorgang, bei dem Mineralien eine wichtige Rolle spielen.

Die Zelle hängt am Netz

Jede Zelle ist ein in sich funktionierendes System und doch zugleich fest eingebunden in das körpereigene Netzwerk des Informations- und Stoffaustauschs.

Über die Blutbahn werden Nährstoffe und der für die Energieproduktion benötigte Sauerstoff herantransportiert, und auf demselben Weg gehen die Endprodukte des Zellstoffwechsels wieder zurück ins Blut. Ein perfektes Ver- und Entsorgungssystem, jedenfalls solange der Stoffwechsel reibungslos funktioniert.

Um überhaupt aktiv zu werden, muß die Zelle Informationen über das Nervensystem erhalten. Elektrische Nervenimpulse, die ihre Aktivität steuern. Allerdings ist der Informationsfluß durchaus keine Einbahnstraße. Aus der Zelle selbst gehen ständig Informationen über den eigenen Zustand an das Nervensystem. So z. B. über die aktuelle Versorgungslage mit Nährstoffen oder Mineralien.

Energie für die Zellbatterien

Für die Wahrnehmung ihrer Aufgaben braucht die Zelle Energie, egal ob sie Muskelarbeit leistet, Nervenimpulse weitergibt oder die eigene Substanz erneuert. Einen Blick ins Innere der Kraftwerke, in denen diese Energie produziert wird, erlaubt die folgende Abbildung.

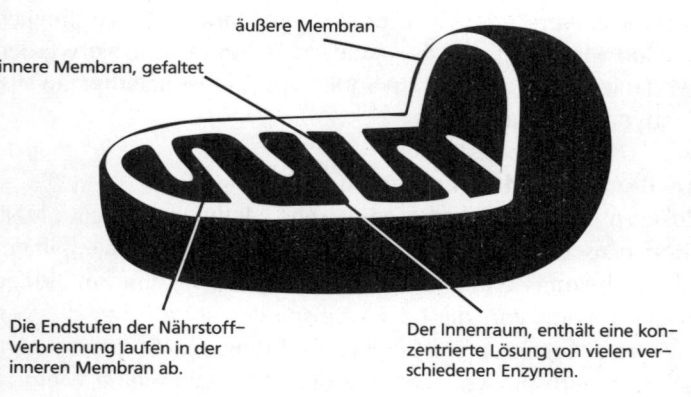

äußere Membran

innere Membran, gefaltet

Die Endstufen der Nährstoff–Verbrennung laufen in der inneren Membran ab.

Der Innenraum, enthält eine konzentrierte Lösung von vielen verschiedenen Enzymen.

Abb. 8: **Mitochondrien – Kraftwerke der Zelle**
Mitochondrien haben etwa die Größe von Bakterien. In ihnen findet die Energieproduktion, der Abbau der Nährstoffe, statt.

Die Mitochondrien enthalten in ihrer inneren Zellmembran zwei hintereinandergeschaltete Enzymsysteme, die unter den Namen Zitronensäurezyklus und Atmungskette bekannt sind. Mit Hilfe dieser Enzymsyteme werden die Bausteine von Kohlenhydraten, Fetten und Eiweißen so lange zerlegt, bis Energie freigesetzt werden kann. Letztlich geschieht in den Mitochondrien nichts anderes als ein stufenweiser Abbau der Nahrungsbestandteile, die diese Enzymsysteme sozusagen im Gänsemarsch durchwandern.
Am Ende dieses Gänsemarschs findet die eigentliche Verbrennung

unter Beteiligung von Sauerstoff statt. Die dabei entstehende Energie wird auf die sogenannten energiereichen Phosphate (ATP, CP) übertragen. Die energiereichen Phosphate könnte man auch als Batterien bezeichnen, durch die der Strom für den eigentlichen energieverbrauchenden Vorgang, wie z. B. die Kontraktion des Muskels fließt. Durch den Abbau der Nährstoffe werden diese Batterien ununterbrochen nachgefüllt. Die in der Zelle gelagerten Kohlenhydrate (Glykogenspeicher) sind die wichtigste Energiequelle. Zuckerbausteine sind für die Enzyme in den Mitochondrien leichter verdaulich als die langkettigen Fettbausteine. Kohlenhydrate liefern etwa doppelt so viel Energie pro Zeiteinheit wie Fette. Allerdings muß für diese schnelle Verbrennung genug Sauerstoff zur Verfügung stehen.

Der Baustoffwechsel
Die Eiweißbestandteile der Zelle unterliegen einem ständigen Aufbau, Umbau und Abbau. Die Zellerneuerung sowie die Neubildung von Enzymen etc. erfolgt aus Eiweißbausteinen der Nahrung. Diese körperfremden Eiweiße werden nach dem Baumuster aus dem Zellkern in körpereigene Eiweiße umgebaut, bevor sie am Aufbau von Enzymen und sonstigem Zellmobiliar teilnehmen können. Gleichzeitig müssen verbrauchte Zellteile abgebaut und entfernt werden. Auch dafür ist Energie nötig. Sie wird überwiegend aus Fetten oder Kohlenhydraten gewonnen.
Wenn es allerdings zu Versorgungsengpässen kommt, kann es passieren, daß die Zelle auf die eigenen Eiweißbestände als Notreserve zur Energieproduktion zugreifen muß.
Sowohl bei schnellen als auch bei langsamen Verbrennern entstehen solche Versorgungsengpässe, wenn auch aus verschiedenen Gründen. Der eine verbrennt die Nährstoffe so schnell, daß der Nachschub schwerfällt und Eiweiße die Lücke füllen müssen, der andere ist ständig unterversorgt, sowohl mit Energie- als auch mit Eiweißvorräten.

Spurenelemente und Schwermetalle
Spurenelemente wie Eisen, Kupfer, Zink, Chrom, Mangan usw. sind fester Bestandteil der in den Zellkraftwerken angesiedelten

Enzym-Systeme. Mangel oder Überfluß jedes einzelnen Elements kann die Energieproduktion und den Baustoffwechsel empfindlich stören. Schwermetalle wie Blei, Quecksilber oder Cadmium können innerhalb der Zellenzyme mit lebenswichtigen Spurenelementen in Konkurrenz treten, teilweise sogar deren Stelle einnehmen und damit Enzymaktivitäten blockieren.

Ein Teil der giftigen Schwermetalle kann in den sogenannten Freßzellen, eine Art Fremdkörperpolizei, zwischengelagert werden. Allerdings ist die Kapazität der Freßzellen begrenzt. Wenn dieser Punkt erreicht ist, können weitere Schwermetallbelastungen spürbar zerstörerisch wirken.

Blut und Urin – alles normal?

Wer etwas auf sich und seine Gesundheit hält, für den gehört die regelmäßige Vorsorgeuntersuchung beim Hausarzt genauso selbstverständlich zum Leben wie Essen und Trinken. Und das sollte auch so bleiben, denn Blut- und Urinuntersuchungen sind unersetzliche Informationsquellen zur frühzeitigen Erkennung verschiedenster Stoffwechselerkrankungen.

Viele Menschen, die sich körperlich alles andere als fit fühlen, sind von den Ergebnissen der Blut- und Urinuntersuchungen vor allem dann enttäuscht, wenn sie sich besonders unwohl fühlen und trotzdem alle Werte »in Ordnung« sind. Dieser Widerspruch wird üblicherweise zu Lasten des Patienten ausgetragen, nach dem Motto, daß nicht sein kann, was nicht sein darf. Wenn die Blutwerte in Ordnung sind, kann man demnach unmöglich krank sein. Man redet sich diese Krankheit nur ein.

Ich habe persönlich schon Hunderte von Menschen kennengelernt, die sich aufgrund ihrer Beschwerden nach allen Regeln der ärztlichen Kunst auf den Kopf stellen ließen und trotzdem keine näheren Anhaltspunkte für die Ursachen der Beschwerden oder gar Möglichkeiten einer Therapie erhielten.

Erst die Haaranalyse brachte »Licht ins Dunkel«. Bei näherer Betrachtung gibt es allerdings keinen Grund, so etwas wie eine Überlegenheit der einen oder anderen diagnostischen Methode zu fordern. Im Gegenteil ist es wichtig, daß sich Blut-, Urin- und Haaranalysen zukünftig wesentlich stärker zu einer diagnostischen Einheit zusammenschließen. Die Mosaiksteine aus sehr unterschiedlichen Stoffwechselbereichen können sich zu einem wertvollen Gesamtbild zusamensetzen lassen.

Gerade für den Stoffwechsel von Mineralien und Spurenelementen sind Ergebnisse aus Blutanalysen für sich genommen im Regelfall unbefriedigend, da der Körper die jeweiligen Elementspiegel im Blut meist in einem bestimmten Fließgleichgewicht hält. Kupfer-Zinkungleichgewichte, um nur ein Beispiel zu nennen, zählen vermutlich zu den besonders gesundheitsgefährdenden Mineralkonstellationen, die im Blut allein kaum zu entdecken sind. Durch die gleichzeitige Messung des Kupfertransportproteins Coeruloplasmin, des »freien« Kupfers im Blutserum sowie des Kupfers in den Haaren ließen sich jedoch wesentlich genauere Aufschlüsse über den Kupferstoffwechsel des Körpers gewinnen. Auch für Eisen und Zink gibt es entsprechende Transportproteine und Enzyme im Blut, deren Aktivität wesentlich von ihrem Gehalt des jeweiligen Metalls abhängig ist und im Blut gemessen werden kann. Leider sind solche Untersuchungen heute noch die Ausnahme.

Mineralien werden unterschätzt

Der tragische Irrtum, daß Mineralien und Spurenelemente »weniger wichtig« sind als andere Nahrungsbestandteile, denen man wesentlich größeren Forschungsaufwand angedeihen läßt, hat seine Wurzeln vermutlich auch darin, daß Blutuntersuchungen für sich genommen nicht aussagefähig sind, um Rückschlüsse auf die Verteilung eines Elements im Körper zu ziehen und daß andererseits zumindest in der Routinediagnostik die Entnahme von Gewebsmaterial zu aufwendig und belästigend wäre. Mit der Haar-Mineral-Analyse gibt es heute eine leicht handhabbare Alternative zu solchen Gewebsproben. In Kombination mit Blut- und Urinuntersuchungen werden sie zukünftig eine sehr wertvolle Bereicherung der ärztlichen Diagnostik darstellen.

Die Haarzellen – ein Tagebuch des Stoffwechsels

Nach dem Knochenmark ist das Haar das stoffwechselaktivste Gewebe unseres Körpers. Wenn auch der Urmensch ein wesentlich »dickeres Fell« hatte, mit dessen Hilfe er sich vor allem gegen Kälte und Wärme schützte, so haben auch wir heute noch ca. 5 Millionen Haarzellen über den ganzen Körper verteilt. Besonders dicht ist die Behaarung auf dem Kopf, wo allein etwa 100 000 Haare wachsen. Jedes Haar besteht aus einem sichtbaren, aus der Haut heraustretenden Teil, dem Haarschaft, und einer Haarwurzel, die in tiefere Hautschichten hineinreicht. Der untere, verdickte Teil der Haarwurzel wird als Papille (Haarzwiebel) bezeichnet. An der Oberfläche dieser Papille befindet sich die Keimschicht, in der die Haarzellen entstehen.

Über fein verästelte Blutgefäße gelangen Nährstoffe und Mineralien in die Zellen der Keimschicht. Eine Besonderheit dieser Zellen besteht darin, daß sie sich zeitlebens teilen können. Zeitlebens ist vielleicht ein bißchen übertrieben, aber doch so lange, wie wir noch

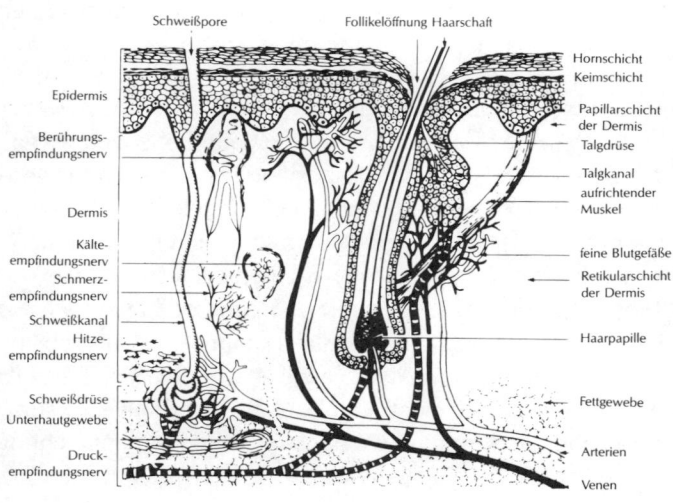

Abb. 9: **Querschnitt durch Haut und Haar**

84

Haare auf dem Kopf haben. Die Keimschicht wird, wie alle anderen Körpergewebe, aus dem Blut mit Nährstoffen und natürlich auch mit Mineralien versorgt.

Mit der Bildung immer neuer Zellen werden die »Vorgänger« zunächst in die Haarwurzel geschoben. Jede einzelne dieser Zellen trägt nun die Stoffe in sich, die zum Zeitpunkt ihrer Bildung »abgelegt« wurden. Auf dem Weg an die Hautoberfläche verhornen die Zellen und binden die aufgenommenen Substanzen fest in ihre Struktur ein. Mineralien lassen sich auch nach hundert Jahren noch über das Haar nachweisen.

Wenn das Haar aus der Kopfhaut austritt, ist es etwa drei Tage alt. Die durchschnittliche Wachstumsgeschwindigkeit beträgt etwa 1 cm pro Monat, so daß die Untersuchung eines 1 cm langen Haarabschnitts Auskunft über den Zellstoffwechsel in dieser Zeit liefert. Haaranalysen liefern also Langzeitwerte.

Je nach untersuchten Haarabschnitten und deren Entfernung von der Kopfhaut lassen sich so Rückschlüsse auf Veränderungen des Stoffwechsels über beliebig lange Zeiträume gewinnen, vorausgesetzt, die Haare sind lang genug.

Neue Wege der Vorsorge
In der Vorsorgemedizin eröffnen sich heute noch kaum genutzte Wege, eine Anbahnung von Stoffwechselungleichgewichten frühzeitig zu erkennen und eine entsprechende Behandlung einzuleiten. So weist z. B. ein ausgeprägter Calcium- und Magnesiummangel schon Monate bevor eine akute Gefahr besteht, darauf hin, daß möglicherweise ein Herzinfarkt droht.

Kapitel VIII
Dem Geheimnis auf der Spur

Die Entwicklung der Haar-Mineral-Analyse

Seit mehr als 20 Jahren werden weltweit bei Menschen Haaranalysen durchgeführt.

Die ersten Versuche, den Gehalt an Mineralien und Spurenelementen im Haar zu bestimmen, unternahm man bei Tieren. Heute werden über 1000 wissenschaftliche Arbeiten pro Jahr veröffentlicht. Vorreiter sind die USA. Aber auch in Japan, China, den skandinavischen Ländern und in Osteuropa haben Haaranalysen eine lange Tradition.

Häufig mißt man allerdings nur wenige Elemente, die ganz spezielle Fragestellungen beantworten. Nach wie vor ist die Laboranalytik bei manchen Anbietern problematisch. Auch das Bemühen, gleichzeitig mit der Analyse mehr oder weniger zweifelhafte Vitamin-Mineral-Mischungen an den Mann zu bringen, die mit den Meßergebnissen der Analyse nur wenig zu tun haben. Mit der Festlegung von Qualitätsstandards wird dem entgegengewirkt, allerdings fehlt es in diesem Punkt noch an international verbindlichen Festlegungen.

Verschiedene Verfahren zur Bestimmung des Elementgehalts in den Haaren werden eingesetzt. Am weitesten verbreitet ist die auch bei Blutanalysen inzwischen übliche Atomabsorptionsspektrometrie und die Mehrelementbestimmungen mit Hilfe der Flammenphotometrie. Neben Mineralien und Spurenelementen können im Haar mit dieser Methode auch Schwermetalle gemessen werden.

Möglich ist heute schon die Bestimmung organischer Verbindungen, z. B. Drogen oder Substanzen, die im Sport als Doping eingesetzt werden. Selbst über lange zurückliegende Zeiträume ist ein Nachweis möglich.

Es bleibt abzuwarten, welche Bedeutung solche Untersuchungen in Zukunft haben werden. Die Entwicklung der Mikroelektronik und eine weitere Verfeinerung der Meßmethoden werden vielleicht schon in ein paar Jahren eine Sofort-Bestimmung vieler Elemente ohne aufwendige Probenvorbereitung ermöglichen. Soviel ist sicher: Das biochemische Tagebuch des Körpers, die Haare, werden in Zukunft noch viele spannende Geschichten zu erzählen haben.

Die Laboranalytik

Dieses Kapitel ist eher für den Fachmann gedacht, der sich für Einzelheiten der »technischen Abwicklung« von Haaranalysen interessiert. Wenn Ihnen das Ganze zu kompliziert erscheint, überschlagen Sie es einfach.

Die Vorbereitung der Probe
Nach der Waschung mit einem Aceton-Wassergemisch und der anschließenden Trocknung zur Beseitigung der Restfeuchte wird die Haarprobe mit Hilfe einer Präzisionswaage auf 500 mg eingewogen, anschließend in einem Teflongefäß unter Zusatz eines Gemischs aus HNO_3, H_2O_2 und Spuren von Peroxid zubereitet (HNO_3 ist das am weitesten verbreitete Lösungsmittel für sämtliche organische Materialien). Das Gefäß wird hermetisch verschlossen (PTFE-Behälter), so daß bei der späteren Verflüssigung auch die flüchtigen Elemente (z. B. Arsen, Quecksilber) nicht entweichen können.

Unter Einsatz eines Mikrowellengerätes erfolgt die vollständige Verflüssigung der Probe, die nunmehr als klare Flüssigkeit vorliegt. Fast jedes biologische Material, vom Klärschlamm über Lebensmittel bis zu Boden-, Wasser-, Urin- und Blutproben wird heute international auf diesem Wege aufbereitet. Nach dem Abkühlen und vor der eigentlichen Messung wird die Probe in einen Meßkolben mit exakt 10 ml Inhalt abgefüllt.

Die Messung
Die weitaus meisten Elemente werden mit Hilfe der sogenannten ICP-Technik flammenphotometrisch bestimmt (ICP= Inductively Coupled Plasmaspectroscopy). Im wesentlichen basiert diese Messung auf einer elektromagnetischen Anregung der einzelnen Elementatome, die wiederum innerhalb des für jedes Element spezifi-

schen Wellenlängenbereichs Energie abgeben und damit quantifiziert werden können.

Mit Hilfe von Mehrelementstandards werden die Eichkurven festgelegt. Die Verwendung verschiedener Standards hat den Vorteil, daß Matrixeffekte weitgehend ausgeschaltet werden können.

Die Meßgenauigkeit

Sie ist abhängig vom jeweiligen Element und dessen Konzentration. Bei den meisten Elementen ist sie bis in den Bereich der Nachweisgrenze sehr hoch. Die durchschnittliche prozentuale Standardabweichung liegt zwischen 0,5% und 5%, bei leichtflüchtigen Elementen (z. B. Arsen, Quecksilber) werden bis zu 10% erreicht. Ein wesentlicher Vorzug der ICP-Messungen, bei denen Temperaturen zwischen 6000 und 12 000 Grad erreicht werden, besteht neben dem praktischen Vorteil der Mehrelementbestimmung zum einen in der hohen Matrixunabhängigkeit, zum anderen in der Ausschaltung von Störwellen (z. B. Kupfer bei Erdalkalielementen), die zum Beispiel beim Einsatz von Atomabsorptionsspektrometrie mit niedrigeren Temperaturen auftreten können.

Auf dem Prüfstand

Im Jahre 1984 führte ich bei ca. 100 Personen eine Untersuchung durch, deren Ergebnisse auch in der überregionalen Presse veröffentlicht wurden. Einige Ergebnisse finden Sie im übernächsten Kapitel. Von einer deutschen Universität wurden identische Haarproben dann im eigenen Labor untersucht. Die Übereinstimmung mit den von mir ermittelten Werten war sehr hoch.

Man kann wohl davon ausgehen, daß die eigentliche Analytik, die nötige Fachkenntnis und Umsicht bei der Probenbehandlung vorausgesetzt, bei Haaranalysen keinen Vergleich mit anderen Untersuchungsmethoden scheuen muß. Viele Fachleute sind sogar der Ansicht, daß sie genauere und zuverlässigere Werte liefert als z. B. die Bestimmung von Enzymaktivitäten im Blut.

Was sagen die Meßwerte?

Der erste Blick verrät, ob Werte hoch oder niedrig sind, der zweite – wichtigere – sagt Ihnen, in welchem Verhältnis die Elemente zueinander stehen, wie es um die Harmonie Ihres persönlichen Stoffwechsels bestellt ist. Aber hier wird es eigentlich erst spannend, denn nur Sie selbst wissen genau, was Sie im einzelnen essen, welche körperlichen Beschwerden Sie haben, wie lange Sie sich schon so fühlen etc. Bevor Sie sich den Kopf zerbrechen über Ihre hohen oder niedrigen Werte: Grundsätzlich wichtiger als Einzelwerte ist das Verhältnis der Elemente untereinander!

Werte der Mineralien und Spurenelemente sind nie nur niedrig oder hoch, sondern auch im Verhältnis zu anderen Elementen erhöht oder erniedrigt. Diese Wechselbeziehungen sind entscheidend.

Die Verbrennungstypen

Im wesentlichen lassen sich langsame, schnelle, gemischte und normale Verbrenner unterscheiden.

- Langsame Verbrenner haben relative Überschüsse der Bremselemente Calcium und Magnesium
- Schnelle Verbrenner zeigen relative Überschüsse der Energieelemente Natrium und Kalium
- Gemischte Verbrenner haben entweder die Energieelemente Natrium und Kalium oder die Bremselemente Calcium und Magnesium gegenüber den jeweils anderen erhöht. Dabei fällt je ein Element aus diesem einfachen Muster heraus, indem es besonders erhöht oder erniedrigt ist
- Normale Verbrenner haben ein weitgehend ausgeglichenes Mineralverhältnis

Eher schnelle Verbrenner produzieren viel Arbeitsenergie und Wärme. Je höher der relative Überschuß der Energieelemente Natrium und Kalium, desto deutlicher wird die Übertourung des Stoffwechsels spürbar. Man gerät z. B. leicht ins Schwitzen und neigt zu Überaktivität und Gereiztheit. Eher langsame Verbrenner dagegen müssen einen Großteil ihrer täglichen Energie »mit dem Kopf« mobilisieren, weil der Stoffwechsel auf Sparflamme läuft. Sie fühlen sich öfter erschöpft und überfordert. Ihre Durchblutung ist meist nicht optimal. Während der schnelle Verbrenner sich noch im kurzärmligen Hemd wohl fühlt, braucht der langsame manchmal schon einen Pullover.

Der Verbrennungstyp kann sich, wie Sie ja schon wissen, ändern. Häufig schon innerhalb weniger Wochen.

Natürlich zählt nicht allein das Mineralverhältnis. Es macht schon einen Unterschied, ob jemand ein schneller Verbrenner mit niedrigen oder hohen Elementen ist. So überdreht man sich mit hohen Werten fühlt, so erschöpft kann man sein, wenn die Elemente insgesamt niedrig sind. Die Absolutwerte sind also alles andere als unwichtig.

Bei der Gesamteinschätzung der ermittelten Meßwerte sollten Sie folgende 3 Punkte berücksichtigen

1. Wie lange besteht das Mineralmuster bereits? Über welchen Zeitraum hat es sich entwickelt?
Je länger Ungleichgewichte bestehen und je höher oder niedriger einzelne Elemente sind, desto wahrscheinlicher ist es, daß sie über Monate oder Jahre entstanden sind.

2. Wie viele Elemente wurden gemessen?
Je mehr Daten vorliegen, desto genauer läßt sich die aktuelle Stoffwechsellage einschätzen. Man bekommt einen umfassenderen Eindruck vom Stoffwechsel, wenn man statt 14 Elementen im Grobraster, mehr als 20 im Feinraster untersucht. Vor allem bei Kindern finden sich oft Schwermetallbelastungen, die für aggressives Verhalten oder Hauterkrankungen eine wichtige Rolle spielen können. Auch bei chronischen Beschwerden empfiehlt sich ein »Feinraster«.

3. Wie groß sind die Stoffwechselungleichgewichte?
Hier geht es um die Frage, wie extrem möglicherweise gegebene Mißverhältnisse zwischen den Elementen sind (z. B. sehr hohe Calciumüberschüsse bei gleichzeitig sehr niedrigen Kalium-, Eisen- oder anderen Werten). Häufig sind Befindlichkeitsstörungen um so ausgeprägter, je stärker die Ungleichgewichte sind.

4. Wie entstehen hohe oder niedrige Werte einzelner Elemente bzw. wie wirken sie sich aus?

Oft sind sie das Ergebnis von Ungleichgewichten, die sich über Monate oder Jahre immer weiter verschärft haben. Dabei spielen einseitige Ernährungsgewohnheiten eine wichtige Rolle. Es kommt sehr selten vor, daß viele Mineralien und Spurenelemente gleichzeitig hohe Werte aufweisen. Häufiger kann man das Gegenteil beobachten. Die Makromineralien liegen dann alle unterhalb der Norm. Kupfer, Zink, Eisen und andere Spurenelemente sind ebenfalls erniedrigt. Mit solchen Mineralmustern fühlen sich die Betroffenen meist seit langem energielos und erschöpft. Der Stoffwechsel ist regelrecht ausgebrannt.

● Hohe Calciumwerte

Werte über 1000 mg/kg deuten darauf hin, daß über einen langen Zeitraum Milchprodukte bzw. Käse im Übermaß gegessen wurden. Calcium stellt in diesem Fall eine gewichtige Stoffwechselblockade dar. Im Einzelfall kann es Monate dauern, bis diese Calciumüberschüsse abgebaut sind.

● Hohe Natrium- und Kaliumwerte

Sie sind u.a. ein Hinweis auf eine überreichliche Zufuhr von Kohlenhydraten, z. B. in Form von Brot oder Nudeln. Aber auch Streß und andere Faktoren können die Werte klettern lassen.

● Kupfer und Zink

Kupferwerte höher als 25 mg/kg sowie Zinkwerte niedriger als 120 mg/kg stehen oft in Zusammenhang mit Beeinträchtigungen der körpereigenen Abwehrkräfte. Häufige Infekte, Hautprobleme, depressive Stimmung sind bei Betroffenen zu beobachten.

● Mangan, Chrom, Selen

Die Spurenelemente Mangan, Chrom und Selen sind selbst bei relativ ausgeglichenem Stoffwechsel meist niedrig. Häufig führt schon eine geringfügige Anhebung der Werte zu spürbaren Veränderungen des Befindens.

• Eisen

Eisenwerte unter 8 mg/kg sind als sehr niedrig einzustufen und wirken sich u.a. auf den Energiehaushalt ungünstig aus. Bei Eisenwerten über 25 mg/kg empfehle ich, einen gründlichen Check-up bei Ihrem Arzt vornehmen zu lassen. Eine Anhebung erniedrigter Werte ist meist langwierig. Welche Rolle Schwermetallbelastungen für Ihre Gesundheit spielen können, erfahren Sie im nächsten Kapitel.

Haaranalysen enttarnen Umweltschäden

Eine der heimtückischsten Krankheitsursachen ist die schleichende Vergiftung des Körpers durch Schwermetalle, die mit der Atemluft, dem Trinkwasser und auf verseuchtem Boden gewachsenen Pflanzen aufgenommen werden. Bei extrem hohen Dosen kommt es zu regelrechten Vergiftungserscheinungen. So wie bei der Minimata-Krankheit 1956 in Japan. Anwohner der Bucht von Minimata klagten damals zunächst über Gefühllosigkeit in den Fingerspitzen, Hör- und Sehstörungen. Mehr als 100 Menschen starben an den Folgen der Krankheit, die sich schließlich als Quecksilbervergiftung herausstellte – verursacht durch quecksilberhaltige Abfälle, die von einer Fabrik ins Meer geleitet worden waren und über den Verzehr verseuchter Fische die Menschen vergiftet hatten.

Ehe der Mensch am Ende der Nahrungskette Pflanze – Tier – Mensch dem Ursprung seiner Beschwerden auf die Spur gekommen ist, können mitunter Jahre vergehen. Denn der Nachweis ist mit herkömmlichen Methoden wie der Blutuntersuchung äußerst schwierig.

Die Weltgesundheitsorganisation (WHO) weist nachdrücklich darauf hin, daß zur Aufdeckung von Schwermetallbelastungen Haaranalysen der Durchführung von Blutuntersuchungen vorzuziehen seien. Diese Empfehlungen werden damit begründet, daß Schwermetalle sich meist in einer wesentlich höheren Konzentration im Haar anreichern und deshalb leichter meßbar sind. Einige Elemente, wie zum Beispiel Blei, lassen sich nur im akuten Stadium nachweisen, also nur solange, wie das Gift über die Atmung oder mit der Nahrung aufgenommen wird. In dieser Zeit wird es vom Blut in verschiedene Körperregionen abtranspotiert, um es in Fettgeweben und Zellen einzulagern, damit es keine lebenswichtigen Organe schädigt. Kann die Bleizufuhr gestoppt werden, dann ist das Blut sozusagen bleifrei, obwohl das Körpergewebe vielleicht schon mit bedrohlichen Bleimengen belastet ist.

Die Auswirkungen von Schwermetallbelastungen können je nach Höhe der Dosis, Dauer der Einwirkung und abhängig von persönlichen Voraussetzungen unterschiedlich sein.

Da Haaranalysen heute noch nicht Bestandteil von ärztlichen Routineuntersuchungen sind, können schwermetallbedingte Gesundheitsstörungen häufig nicht erkannt werden.

Drei-Städte-Tour mit Hindernissen

Im Jahre 1984 führte ich bei ausgesuchten Personengruppen in drei deutschen Städten eine interessante Vergleichsstudie durch.

Die erste Gruppe kam aus Altenstadt in der Oberpfalz. Die zwölf untersuchten Personen wohnten in unmittelbarer Nähe eines Bleikristallwerks. Es war wegen möglicherweise unzureichender Vorkehrungen gegen die Emission von Schadstoffen in die öffentliche Diskussion geraten.

Die zweite Gruppe kam aus Bielefeld. Hier befand sich in unmittelbarer Nähe des Wohngebiets der untersuchten Personen eine Mülldeponie. Als ich diese Deponie erstmals besuchte, fiel mir auf, daß an vielen Stellen die obere Bodenschicht goldengrünlich, also kupferfarben, schimmerte.

Um die Befunde mit Untersuchungsergebnissen einer Gruppe aus einem Wohngebiet mit »gesunder« Umwelt vergleichen zu können, fragte ich bei den Gemeindeverwaltungen verschiedener Kurorte an. Nachdem ich mir mehrfach einen Korb geholt hatte – »wenn Sie doch was finden, bleiben uns nachher die Besucher weg« – fand ich die gesuchte Gruppe schließlich in dem kleinen Kurort Griesbach/Rottal.

Die Abbildungen 10 und 11 zeigen die Ergebnisse meiner Untersuchungen. Die untersuchten Personen aus Altenstadt zeigten deutlich höhere Bleiwerte in den Haaren als die der anderen beiden Orte. Andererseits waren die Kupferwerte der Personen aus Bielefeld wesentlich höher als die der aus Griesbach und Altenstadt.

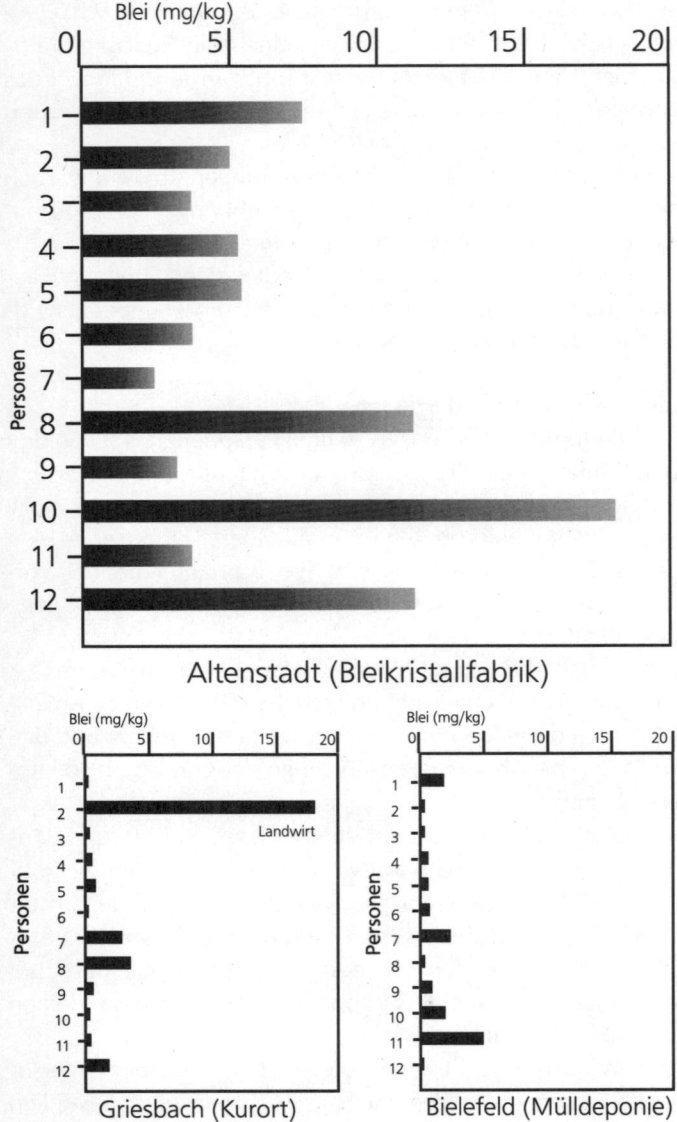

Abb. 10: **Bleiwerte von je 12 Personen aus drei Städten mit unterschiedlichen Umweltbedingungen**

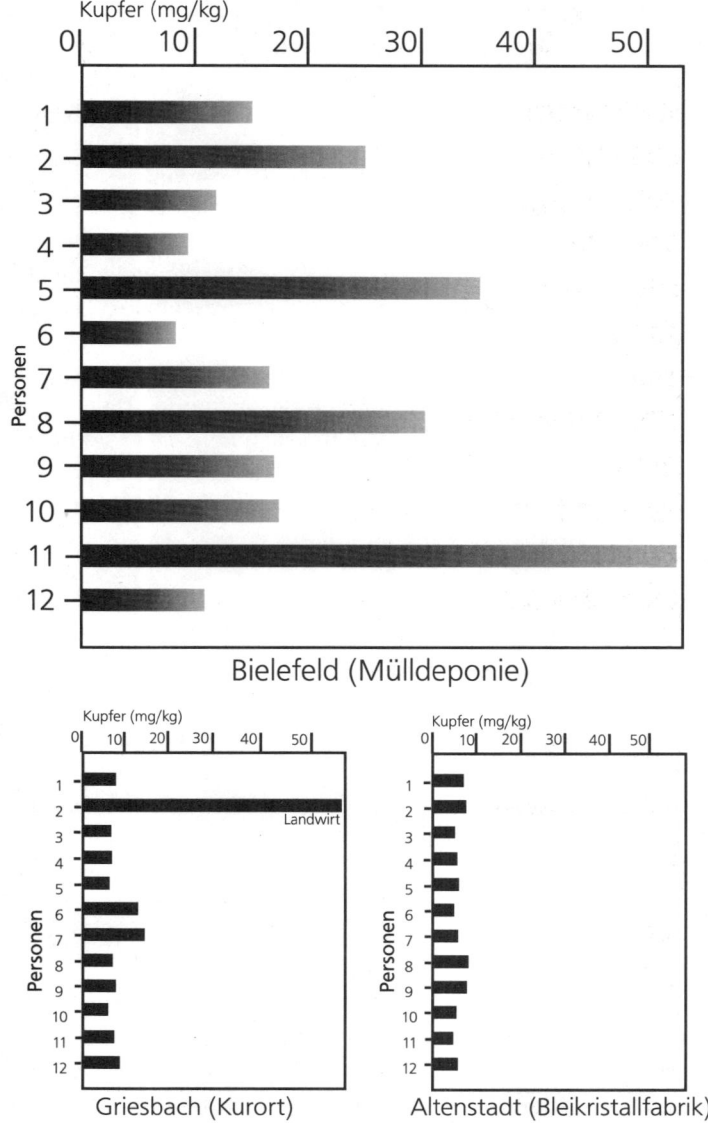

Bielefeld (Mülldeponie)

Griesbach (Kurort)

Altenstadt (Bleikristallfabrik)

Abb. 11: **Kupferwerte von je 12 Personen aus drei Städten mit unterschiedlichen Umweltbedingungen**

Sowohl für Blei als auch für Kupfer zeigten sich bei den Griesbachern wesentlich günstigere Werte als bei den anderen – allerdings mit einer Ausnahme. Diese Ausnahme war ein Landwirt, mit dem ich wegen seiner geradezu astronomischen Blei- und Kupferwerte lange Gespräche führte.

Der Mann berichtete, daß er etwa vor vier Jahren immer stärkere Schmerzen in den Knochen bekommen hatte. Schließlich konnte er kaum noch laufen. Bei mehr als 20 Ärzten und Kliniken, die er deswegen aufsuchte, war ihm mitgeteilt worden, man könne keine Ursachen für seine Beschwerden finden. In letzter Zeit ginge es ihm allerdings wieder schlechter.

Nach stundenlangen Befragungen, welche Nahrungsmittel er zu sich nehme und welche Düngemittel er verwende, stellte sich schließlich heraus, daß zu dem Zeitpunkt, an dem sich sein Befinden gebessert hatte, die Wasserleitung im Haus ausgewechselt worden war. Die alten Bleirohre waren gegen eine neue Kupferleitung ausgetauscht worden ...

Schwermetalle kommen nicht nur aus der Nahrung

Schwermetalle gelangen auf verschiedenen Wegen in die Haare. Zum einen von außen, unmittelbar aus unserer Umwelt, zum anderen über Nahrungsmittel und die Atemluft, möglicherweise auch durch die Haut. Es ist also nicht ohne weiteres möglich, zu entscheiden, in welchen Anteilen verschiedene Einflüsse am Zustandekommen erhöhter Werte beteiligt sind. Allerdings weisen verschiedene Untersuchungen, in denen gleichzeitig Kopf- und Schamhaare analysiert wurden, darauf hin, daß der Einfluß von außen auf die Meßwerte sehr gering ist. Zumindest bei gründlich gereinigten, kopfhautnahen Haarabschnitten, und nur die sollten verwendet werden.

Bei der Beurteilung konkreter Schwermetallüberschüsse bei einzelnen Personen sind jedoch noch andere Faktoren wichtig. So beobachte ich immer wieder, daß nach einer mehrwöchigen Ernährungsumstellung Meßwerte, die in der ersten Analyse bereits erhöht waren, in der zweiten noch weiter angestiegen sind. Hat die Schwermetallbelastung demnach weiter zugenommen? In der Regel sicher nicht, zumindest sofern unmittelbare Schadstoffquellen weitgehend ausgeschlossen werden können. Der Anstieg ist vielmehr so zu interpretieren, daß die Harmonisierung des Stoffwechsels zugleich eine Mobilisierung der Schwermetalle aus verschiedenen Körpergeweben mit sich bringt. Diese treten nun, bevor sie ausgeschieden werden, vermehrt in die Blutbahn und geraten natürlich auch in die Haarwurzeln.

Meistens zeigt sich dann bei einer dritten Messung, daß das betreffende Schwermetall gegenüber der ersten (und zweiten) Analyse deutlich zurückgegangen ist. Ein wesentlich besseres Befinden ist ein nicht weniger wichtiger Hinweis darauf, daß der Abbau von Schwermetallen funktioniert hat.

Es scheint so, daß die Aufnahmebereitschaft für Schwermetalle um so größer ist, je mehr sich der Stoffwechsel insgesamt im Ungleichgewicht befindet. Eine Feststellung, die wie ich meine, Anlaß gibt zur Hoffnung, denn offenbar ist der Körper, wenn man ihm die Möglichkeit gibt, die eigenen Abwehrkräfte optimal einzusetzen, durchaus in der Lage, sich wirkungsvoll gegen viele Schadstoffe zur Wehr zu setzen.

Das ABC der giftigen Schwermetalle

Ob ein Element giftig ist oder nicht, darüber entscheidet meist die Dosis, in der wir es zu uns nehmen. Es scheint aber Elemente zu geben, die keinerlei positiven Nutzen auf den Stoffwechsel haben und »nur« giftig sind. Sie können erheblichen Schaden anrichten.

Aluminium – der saure Regen bringt es an den Tag

Schon im Altertum wurde es in Form von »Alaun« als hautzusammenziehender Zusatz von Salben eingesetzt. Noch heute wird es wegen dieser Eigenschaft in den meisten handelsüblichen Deosprays verwendet. Aluminium finden wir auch in essigsaurer Tonerde, aluminiumbeschichteten Verbandsmitteln, Arzneien gegen Durchfall und Sodbrennen (Antazida).

Vor allem Kochgeschirre aus Aluminium und Verpackungsfolien können Aluminium freisetzen, wenn sie mit sauren Speisen in Kontakt geraten. Auch Tee ist ein eifriger Aluminiumsammler.

Der saure Regen löst Aluminium aus seinem organischen Verbund in den Böden. Das ist vermutlich eine der Hauptursachen dafür, daß heute immer wieder hohe Aluminiumgehalte in pflanzlichen Nahrungsmitteln zu beobachten sind.

Überschüssiges Aluminium greift wahrscheinlich vor allem das Nervensystem an. Bei Nierenfunktionsstörungen können sogar Krämpfe, Sprach- und psychische Störungen auftreten. Auch bei der Alzheimerschen (Gedächtnisverlust) und der Parkinsonschen Krankheit (Schüttellähmung) wurde Aluminium in Gewebsproben gefunden.

Nach meinen Beobachtungen treten hohe Aluminiumüberschüsse meist gleichzeitig mit anderen Schwermetallbelastungen auf. Bei hyperaktiven Kindern sind solche Konstellationen besonders häufig. Die bisher höchsten Aluminiumspiegel fand ich bei langzeitbehandelten Epilepsiekranken und Hochleistungssportlern.

Falls Ihre Haaranalyse einen hohen Aluminiumwert ergibt, sollten Sie

— Aluminiumhaltige Deos meiden
— Ihre Nahrungsmittel nicht in Alufolie verpacken
— Kein Aluminiumkochgeschirr verwenden
— Getränke aus Aluminiumdosen meiden
— In Absprache mit dem Arzt aluminiumhaltige Medikamente absetzen
— Prüfen, ob Sie regelmäßig Nahrungsmittel vom selben Anbau verzehren
— Gegebenenfalls Ihr Leitungswasser überprüfen lassen, prüfen, ob Sie einen Aluminiumkamm verwenden oder in Freizeit bzw. Beruf unmittelbar mit Aluminium in Kontakt kommen.

Arsen – ein Gift mit langer Geschichte
Schon 3000 vor Christus setzten es die Ägypter zur Kupferverarbeitung ein.

Im Mittelalter wurden mit Arsen Fliegen, Mäuse und Ratten bekämpft. Allerdings kam das Gift – in geringen Mengen – auch schon sehr früh als Arznei zum Einsatz. Hippokrates verwandte arsenhal-

tige Verbindungen bei Geschwüren, Augen- und Gefäßkrankheiten. Später wurde Arsen gegen Syphilis, tuberkulöse Geschwüre, Wachstumsstörungen der Knochen und gegen Krebs eingesetzt.
Umweltbelastungen durch Arsen stammen meist aus Zink- oder Glashütten, aus der Holzschutzmittel-Fabrikation und aus privaten und industriellen Feuerungsanlagen. Aus der Luft kommt es mit dem Regenwasser in die Böden, die bereits mit Arsen aus Insekten- und Unkrautvernichtungsmitteln belastet sein können.
Seefische und Meereskrustentiere zeigen unter allen Nahrungsmitteln die höchsten Arsenwerte.
Mit der Nahrung, aber auch über Lunge und Haut, nimmt der Mensch Arsen auf. Bei akuten Vergiftungen kann es zu Durchfall, Erbrechen und starken Bauchschmerzen kommen. Bei schleichender Vergiftung zeigen sich Appetitlosigkeit, Übelkeit, Erbrechen, trockene Kehle, Hautveränderungen, Haarausfall etc.

Barium – unterschätztes Element?
Barium ist ein Element, über das heute noch sehr wenig bekannt ist. Es kommt in allen Böden, Pflanzen und Tieren vor. Für den Menschen scheint es nicht lebenswichtig zu sein.
Akute Vergiftungserscheinungen durch Nahrungsmittel wurden noch nicht beobachtet. Es ist aber bekannt, daß sich anhäufende Bariumüberschüsse, wie sie in Knochen und Lunge festgestellt wurden, über längere Zeit zu aufsteigenden Lähmungen führen.
In eigenen Untersuchungen fand ich hohe Bariumüberschüsse insbesondere bei schweren Erkrankungen wie Krebs. Immerhin 10% der von mir untersuchten Personen hatten erhöhte Bariumwerte.

Blei – eines der bedeutendsten Umweltgifte
Jahrhundertelang floß Wasser durch Bleirohre. Es wurde Kochgeschirr aus Blei verwendet. Berichte über verschiedene Formen mehr oder weniger schwerer Bleivergiftungen liegen aus allen Zeiten vor.
Bleiüberschüsse entstehen vor allem infolge von Umweltbelastungen, durch Auspuffgase genauso wie durch Emissionen der metallverarbeitenden, Keramik- und Glasindustrie oder Müllverbrennungsanlagen.
Blei lagert sich, je nach Umweltbedingungen, in mehr oder weniger

großen Mengen auf den Pflanzen ab und wird auch im Boden angereichert.

Noch im Jahre 1961 war die Bleivergiftung bei uns die zweithäufigste Berufskrankheit. Ist das Wasser im Haushalt sauer, kann es zu einer gefährlichen Bleiquelle werden, wenn entsprechende Rohrleitungen bestehen.

Kinder reagieren auf Bleibelastungen wesentlich empfindlicher als Erwachsene. Sie sind aufgrund ihrer Körpergröße und »erdnaher« Spielgewohnheiten häufig auch größeren Bleibelastungen ausgesetzt.

Über 90% des aufgenommenen Bleis werden im Körper in den Knochen gespeichert. Darum klagen Personen mit hohen Bleibelastungen so häufig über starke Knochenschmerzen und Einschränkungen der Beweglichkeit.

Besonders empfindlich auf Bleiüberschüsse reagieren die Nieren. Hier kann es bei langdauernden Belastungen zu bleibenden Schädigungen mit Folgeerkrankungen (z. B. Gicht) kommen. Darüber hinaus wird vor allem das Nervensystem in Mitleidenschaft gezogen. So führt Blei u. a. zu Blockierungen von Reizübertragungen und Veränderungen elektrischer Potentiale an den Reizübertragungspunkten des Nervensystems. Gereiztheit, Lern- und Konzentrationsstörungen, Probleme mit der Bewegungskoordination sind einige der möglichen Konsequenzen.

In meinen eigenen Untersuchungen fand ich heraus:
● daß eine erhöhte Bleibelastung stillender Mütter über die Muttermilch auch beim Säugling zu einem erhöhten Bleispiegel im Haar führen kann,
● besonders hohe Bleiwerte bei Kindern festzustellen sind,
● extrem hohe Bleibelastungen gelegentlich bei schweren Krankheiten, z.B. Krebs und Aids, festzustellen sind,
● extrem hohe Werte bei Personen zu finden sind, die täglich mit Blei unmittelbar in Kontakt kommen (z. B. bei der Bleiverglasung oder infolge bleibelasteten Leitungswassers).

Bei hoher Bleibelastung empfiehlt sich
— eine Kontrollanalyse im Blut (ggfs. auch Urin), die Aufschluß über

akute Bleieinwirkungen geben kann. Bei Kindern sollten im günstigen Fall die Blutwerte unter 10 Mikrogramm/100 ml, bei Erwachsenen unter 20 Mikrogramm/100 ml liegen.

— Prüfen Sie Ihre Wasserleitungen (Urinmeßstreifen zur Bestimmung des pH-Wertes) und versuchen Sie, anderweitige Bleiquellen auszuschalten, z. B. Nahrungsmittel aus dem eigenen Garten, der sich in unmittelbarer Nähe einer Müllverbrennungsanlage oder einer stark befahrenen Straße befindet.

— Meiden Sie den Verzehr von Nahrungsmitteln aus gelöteten und nicht durchgehend im Inneren beschichteten Konservendosen (überwiegend Auslandsprodukte). Geschweißte Dosen und Glasverpackungen sind hinsichtlich der Bleibelastung unproblematisch.

Cadmium — Raucher haben mehr davon

Cadmium kommt in der Natur als Bestandteil zinkhaltiger Erze vor. Das vor allem für Nickel/Cadmium-Akkumulatoren und als Stabilisator für Hart-PVC (Fensterrahmen) sowie in der Kunststoffherstellung und Oberflächenbeschichtung benötigte Schwermetall führt über Emissionen zur Belastung von Luft, Boden und Wasser.

Untersuchungen von Tintenfischen, aber auch Schalen- und Weichtieren, ergaben die höchsten Cadmiumbelastungen. Eine der bedeutsamsten Cadmiumquellen ist der Zigarettenrauch. Im Blut und in den Haaren lassen sich eindeutige Unterschiede beim Cadmiumspiegel von Rauchern und Nichtrauchern feststellen.

Die gegenüber Cadmiumüberschüssen empfindlichsten Organe sind Leber und Niere. Bei langzeitigen Belastungen sind auch Knochenveränderungen bekannt (Itai-Itai-Krankheit). Sehr wahrscheinlich ist auch ein erhöhtes Krebsrisiko.

Verschiedene Untersuchungen zeigen, daß die Aufnahme von Cadmium über den Verdauungstrakt möglicherweise höher ist, wenn gleichzeitig Mangelzustände bei Eisen, Kupfer oder Zink vorliegen.

Was ich in eigenen Untersuchungen über Cadmium herausgefunden habe:

● Bei einer Stichprobe von ca. 1000 Personen ließen sich keine altersabhängigen Unterschiede im Sinne einer zunehmenden Cadmiumbelastung mit zunehmendem Alter feststellen. Die im Schnitt höchsten Werte fand ich in der Gruppe der 40–59jährigen.

● Bei der Mehrheit der untersuchten Personen gehen erhöhte Cadmiumwerte mit erhöhten Bleispiegeln einher.

Zur Vermeidung erhöhter Cadiumwerte bzw. zum Abbau erhöhter Belastungen empfehle ich

— Innereien von älteren Schlachttieren und Wildinnereien nur sehr selten zu verzehren. ·

— Falls Sie Raucher sind, haben Sie einen gewichtigen Grund mehr, sich von diesem Laster zu befreien.

— Falls Tintenfisch zu Ihren Lieblingsspeisen gehört, sollten Sie diese Vorliebe in nächster Zeit auf einen höchstens einmaligen Verzehr pro Monat reduzieren. Zubereitungen, die noch die inneren Organe der Tiere enthalten (z. B. Tintenfisch im eigenen Saft) sollten generell gemieden werden.

Nickel – im Ohrring und im Körnermüsli

Die Entdeckung des Nickels als isolierte Substanz geht auf das Jahr 1751 zurück. Das silberweiß glänzende Schwermetall ist mit großer Wahrscheinlichkeit lebenswichtig für den Menschen.

Vor allem im Hormon-, Fett- und Zellmembranstoffwechsel spielt es eine Rolle. Nickel ist überwiegend in pflanzlichen Nahrungsmitteln enthalten. Der jeweilige Gehalt schwankt je nach Bodenbeschaffenheit stark. Genußmittel wie Tee und Tabakrauch sowie Haarpflege-Präparate zum Färben und für Dauerwellen enthalten ebenfalls Nickel.

In der Industrie wird Nickel in Legierungen zur Oberflächenveredelung und bei der Batterieherstellung verwendet. Dabei werden von Metallhütten, Feuerungs- und Müllverbrennungsanlagen Schadstoffe freigesetzt, die beim Menschen über die Atemluft zu entzündlichen Reaktionen der Nasenschleimhaut, des Rachenraums und der Lunge führen können. Auch allergische Hautveränderungen sind möglich. Hohe Nickelbelastungen des Zellstoffwechsels erhöhen das Krebsrisiko.

Über die Ursache der bei Trägern von Nickelschmuck öfter auftretenden Kontaktallergien liegen noch keine abschließenden Erkenntnisse vor. Es wird u. a. vermutet, daß Zusammenhänge mit einer ungenügenden Eisenzufuhr bestehen. Auch Kupferüberschüsse, Chrom- und Zinkmangel können möglicherweise eine Rolle spielen. Bestehende Nickelüberschüsse können andererseits zu einer Absenkung des Eisen- und Kupferspiegels beitragen.

In meinen eigenen Untersuchungen konnte ich noch keine Zusammenhänge zwischen Nickelüberschüssen und einer Nickelallergie feststellen.

Deutlich erhöhte Nickelspiegel fand ich immer wieder bei Personen, die sehr viel pflanzliche Nahrung, insbesondere Getreideprodukte, zu sich nehmen.

Quecksilber – ein besonders aggressives Schwermetall

Schon Aristoteles und seine Zeitgenossen wußten um die besonders giftige Wirkung von Quecksilber. Im alten Ägypten wurde Zinnober, eine chemische Variante des Quecksilbers, als Färbemittel eingesetzt. Im 17. und 18. Jahrhundert leistete Quecksilber für die Entwicklung verschiedener Meßinstrumente (Barometer, Thermometer, Blutdruckmeßgeräte) wertvolle Dienste.

Heute hat Quecksilber vor allem Bedeutung in der chemischen Industrie, für Laborchemikalien, Knopfzellen-Batterien und als Schädlingsbekämpfungs- und Saatgutbeizmittel in der Landwirtschaft. Sein Einsatz in der Zahnmedizin (Amalgamfüllungen) wird immer fraglicher.

Vor allem in verunreinigten Gewässern kann durch Mikroorganismen das für den Menschen besonders giftige Methylquecksilber gebildet werden. Während pflanzliche Nahrungsmittel in aller Regel nur minimale Quecksilbergehalte aufweisen, wurden vor allem in älteren Fischen und solchen, die im Mündungsgebiet großer Flüsse leben, besonders hohe Quecksilberwerte gemessen.

Nervensystem und Nieren sind besonders empfindlich gegen Quecksilber. Auch verschiedene Enzyme und Zellfunktionen können je nach Dauer und Ausmaß der Belastung erheblich beeinträchtigt werden. Die Symptome reichen von Gehirnfunktions- und Sehstörungen und teilweisem Verlust der Bewegungskontrolle bis zur Einschränkung des Riech- und Hörvermögens sowie Nierenversagen. Akute Vergiftungen müssen ärztlich behandelt werden.

In meinen eigenen Untersuchungen fand ich deutlich erhöhte Quecksilberwerte häufig bei hyperaktiven Kindern und bei Personen, die lange Zeit mit bestimmten Medikamenten behandelt wurden. In Einzelfällen konnte ich sehr hohe Belastungen (> 10 mg/kg) bei Personen aus Mittelmeerländern beobachten, die täglich Fisch verzehrten.

Menschen mit erhöhten Quecksilberwerten leiden häufig unter Kopfschmerzen, Schlafstörungen und Gereiztheit.

Silber – nicht nur ein Edelmetall

Silber kommt in Pflanzen und Tieren, vor allem in Meerestieren vor. Möglicherweise können für den Menschen auch Zahnfüllungen aus Amalgam, einem Quecksilber-Silber-Gemisch, eine Rolle als Silberquelle spielen.

Von Chinesen und Indern wurde Silber als Heilmittel gegen Herz- und Magenleiden oder Depressionen verabreicht. In Europa wurden damit noch im letzten Jahrhundert Syphilis und verschiedene bakterielle Erkrankungen behandelt.

Trotz seiner positiven Wirkung bei Erkrankungen, die durch Pilze oder Bakterien hervorgerufen werden, spielt Silber in der klinischen Praxis kaum noch eine Rolle.

Hohe Silberüberschüsse, die aus der Nahrungsaufnahme oder Zahnfüllungen aus Amalgam stammen können, führen zu grau-blauen Hautveränderungen und einer Linsentrübung der Augen. Diese Beobachtungen wurden vor allem an Personen gemacht, die über längere Zeit silberhaltige Medikamente eingenommen hatten, bzw. in Silberbergwerken arbeiteten. Beobachtet wurden auch Einschränkungen der Lungenfunktion sowie Blutgefäßveränderungen im Sinne einer Arteriosklerose. Auch eine Schädigung des Nervensystems ist wahrscheinlich.

In eigenen Untersuchungen fand ich bisher nur bei Hochleistungssportlern deutlich erhöhte Silberwerte. Die Ursachen sind allerdings noch unklar.

Kapitel IX
Ideale Ernährung ist möglich

Ein Blick in die Zukunft

Der alte Traum, die Heilkräfte natürlicher Nahrungsmittel zu nutzen, ist greifbar geworden. Ideale Ernährung ist möglich. Nicht für jedermann und jederfrau, sondern für jeden einzelnen, so wie es den Bedürfnissen des individuellen Stoffwechsels entspricht.

Harmonie des Stoffwechsels – vor elf Jahren war das für mich noch so etwas wie eine Vision. Heute ist daraus alltägliche Realität geworden. Das bestätigen auch die Ergebnisse erster wissenschaftlicher Studien. Ich bin sicher, daß die Haar-Mineral-Analyse in naher Zukunft ein selbstverständlicher Bestandteil ärztlicher Routinediagnostik sein wird und daß individuelle Ernährung einen völlig neuen Stellenwert im therapeutischen Gesamtkonzept erhält.

Der Tag ist nicht mehr fern, an dem Ihnen Ihr Hausarzt beim regelmäßigen Check-up auch eine Haarsträhne abschneiden wird. Wahrscheinlich liegen demnächst Merkzettel in den Wartezimmern aus, auf denen Sie darüber informiert werden, was bei der Vorbereitung und Entnahme einer Haarprobe alles zu beachten ist.

Zukunftsmusik? In vielen Arztpraxen hat diese Zukunft längst begonnen.

Rund um die Haarentnahme

Vorbereitung ist alles. Das gilt auch, wenn Sie eine Haarprobe entnehmen wollen. Aber letzten Endes macht sich die Sorgfalt ganz bestimmt bezahlt. Und wie Sie gleich feststellen werden, ist auch die Haarentnahme selbst ein Kinderspiel.

Die Haarwäsche
Das Haar bitte vor der Probenentnahme waschen, damit im Haartalg enthaltene Teilchen entfernt werden. Spülen Sie es nach dem

Waschen gründlich mit klarem Wasser aus. Die meisten handelsüblichen Shampoos haben auf die späteren Meßwerte keinerlei Einfluß. Wenn Sie unsicher sind, verwenden Sie einfach ein »neutrales« Shampoo wie Baby-Shampoo.

Vermeiden Sie Verunreinigungen der Haare
Bevor Sie die Haare abschneiden, sollten Sie sich gründlich die Hände waschen, um spätere Verschmutzungen der Haarprobe zu verhindern. Benutzen Sie eine rostfreie Schere.

Die benötigte Haarmenge
Für eine korrekte Messung wird mindestens 1 Gramm Haar benötigt. (Falls Sie zusätzlich Selen bestimmen lassen wollen, ist sogar die doppelte Menge nötig). 1 Gramm entspricht bei normalem, nicht gelocktem Haar etwa der Menge eines gehäuften Eßlöffels. Wenn Sie sich nicht ganz sicher sind, schneiden Sie lieber etwas mehr ab als zu wenig.

Entnahme der Probe vom Hinterkopf
Am günstigsten ist es, wenn Sie die Haare am Hinterkopf abschneiden. Wenn Ihnen die Haarentnahme nicht optimal gelingt, fallen kleine Ungleichmäßigkeiten der Frisur hier kaum auf.

Damit es keine Löcher in der Frisur gibt...
habe ich eine besonders »schonende« Methode entwickelt. Das Ganze dauert so zwar etwas länger, aber dafür sieht man selbst bei Kurzhaarfrisuren später so gut wie keine Spuren. Als Zusatzinstrumente brauchen Sie lediglich ein paar Haarklammern.
Das Deckhaar des Hinterkopfs wird in Ohrhöhe nach oben gehoben und festgeklammert. Dann ziehen Sie einen geraden Scheitel von Ohr zu Ohr. Schneiden Sie, entlang dem Scheitel, eine hauchdünne Haarreihe direkt an der Kopfhaut ab.
Anschließend wird die 2. Reihe Deckhaare angehoben. Sie ziehen einen neuen Scheitel und klammern die Haare wieder fest. Die nächste dünne Haarreihe kann geschnitten werden. Nach etwa 3–4 so gewonnener dünner Haarreihen haben Sie genug Material für die Probe zusammen.

Abb. 12: **Haarentnahme**

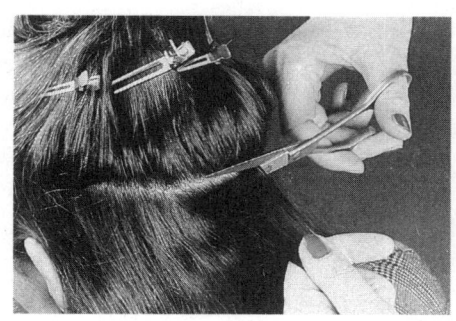

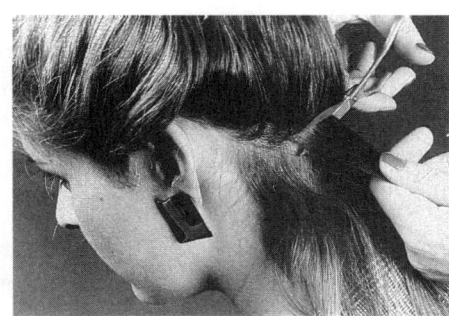

Abb. 13: **Haare kürzen**

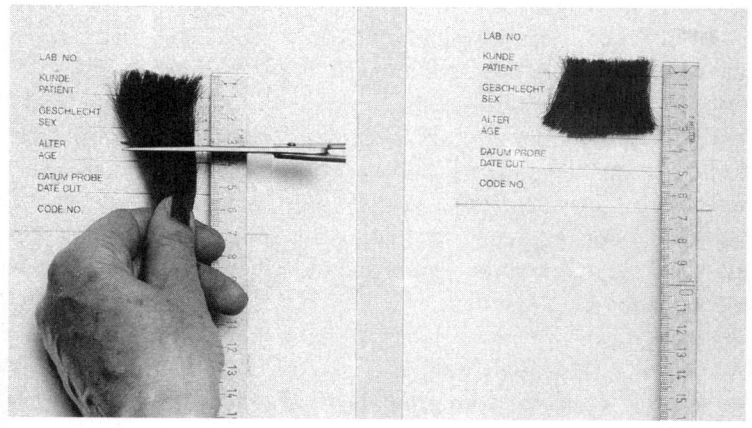

Legen Sie jede abgeschnittene Haarreihe sorgfältig, und vor allem immer in dieselbe Richtung, auf ein Blatt Papier. Haarspitzen auf Haarspitzen und Haarenden auf Haarenden.

Für den Fall, daß die Haare nicht länger als 3 Zentimeter sind, ist die ganze Prozedur nun schon beendet.

Längeres Haar muß gekürzt werden.

Bitte achten Sie darauf, daß Sie auch am richtigen Ende kürzen. Die nun verbliebene Haarmenge sollte mindestens 1 Gramm wiegen.

Zum Schluß kommt die Probe in das bereitliegende Haartütchen. Bitte nicht in Klebefilm oder Alufolie einwickeln!

Bei einer späteren Nachmessung schneiden Sie die nachgewachsenen Haare am besten an den alten Schnittstellen ab. So erhalten Sie die genauesten »Anschlußwerte«.

Alternativen zu Kopfhaar
In Ausnahmefällen oder bei speziellen Fragestellungen können Sie statt des Kopfhaars auch Bart- oder Schamhaare bzw. Fuß- oder Fingernägel untersuchen lassen. Allerdings sind die Meßwerte nicht so ohne weiteres mit denen aus Kopfhaaren zu vergleichen.

Barthaare sind geeignet, um ausgesuchte einzelne Elemente zu »kontrollieren«, die zuvor im Kopfhaar gemessen wurden.

Schamhaare können aufschlußreiche Informationen darüber liefern, ob Schwermetallbelastungen, die im Kopfhaar ermittelt wurden, von außen oder über die Nahrung dorthin gelangt sind. Sind die Schwermetallwerte im Schamhaar deutlich niedriger, kann man in der Regel ausschließen, daß der Körper belastet ist.

Bei Babys oder Personen mit Haarausfall können notfalls auch Finger- und Fußnägel verwendet werden. Allerdings müssen sie vorher gründlich gereinigt werden.

Dauerwellen oder Bleichen
Am günstigsten ist es, wenn die Haare keiner aggressiven chemischen Behandlung unterzogen wurden. Falls das doch der Fall ist, machen Sie einen entsprechenden Vermerk auf Ihrem Fragebogen. Bei der Auswertung der Analysedaten werden Auswirkungen auf

Ihre persönliche 12-Punkte-Checkliste für eine Haar-Mineral-Analyse

»Fragen kostet nichts – nicht fragen kann teuer werden.«

1) Wieviel kostet die Haar-Mineral-Analyse?

2) Erhalte ich die Meßwerte und eine grafische Darstellung der Ergebnisse?

3) Wie lange muß ich Ihre Empfehlungen bis zur nächsten Nachmessung befolgen?

4) Enthält die Analyse Erläuterungen zu den Relationen der Elemente, wie sie sich aus meiner individuellen Analyse ergeben?

5) Gibt es einen Einleitungstext, in dem detailliert erläutert wird, was ich bei der Befolgung der Empfehlungen zu beachten habe und welche Veränderungen im Mineralmuster durch diese Empfehlungen bewirkt werden sollen?

6) Erfahre ich meinen augenblicklichen Stoffwechseltyp (Verbrennertyp) und wird dieser bei den Empfehlungen berücksichtigt?

7) Erhalte ich eine Bewertung der Ungleichgewichte des Stoffwechsels und eine Übersicht über mögliche Symptome, die mit meinen persönlichen Meßwerten zusammenhängen können?

8) Erhalte ich Erläuterungen zur Bedeutung meiner persönlichen Spurenelement-Meßwerte?

9) Erhalte ich Erläuterungen zur Bedeutung meiner persönlichen Schwermetall-Meßwerte?

10) Ernährungsempfehlungen:

Erhalte ich Empfehlungen, die sich aufgrund meiner persönlichen Meßwerte ergeben, oder sind die Ernährungsempfehlungen, die Sie geben, immer gleich?

Welche Hinweise gibt es zu den empfohlenen Verzehrmengen, der Art der Zubereitung und für die konkrete Planung meiner Mahlzeiten?

11) Erhalte ich eine Übersicht, was ich an Nahrungsmitteln einkaufen sollte?

12) Zusatzempfehlungen:

Erhalte ich Empfehlungen für zusätzliche Präparate zur Nahrungsergänzung? Kann ich diese Produkte überall kaufen oder nur bei Ihnen? Handelt es sich um Fertigprodukte oder werden sie auf der Grundlage meiner Meßergebnisse zusammengestellt? Teilen Sie mir die genaue Zusammensetzung der Produkte mit? Erhalte ich genaue Hinweise zur Dosierung der Präparate und zur Dauer der Anwendung?

Checkliste

den Gehalt verschiedener Elemente im Haar berücksichtigt, so daß Sie nicht befürchten müssen, »falsche« Ernährungsempfehlungen zu bekommen.

Ihr 12-Punkte-Check für Haaranalysen

Was immer Sie von Ihrer ersten Haaranalyse erwarten, es lohnt sich, verschiedene Angebote abzuklopfen, bevor Sie Ihre Haarprobe einschicken. Um Ihnen dabei ein wenig behilflich zu sein, habe ich eine Checkliste entwickelt, die Sie griffbereit halten sollten, wenn Sie sich über nähere Einzelheiten erkundigen. Diese Checkliste dient als Orientierungshilfe und soll Ihnen ein Mindestmaß an Schutz gegenüber Anbietern geben, deren blumige Versprechungen in keinem Verhältnis zu dem stehen, was Sie als Ergebnis Ihrer Analyse später in Händen halten.

Zu den einzelnen Punkten Ihrer Checkliste hier noch ein paar Anmerkungen:

Zu Punkt 1: Die Preise bewegen sich augenblicklich in einer Größenordnung von DM 160,– bis zu DM 1000,–. Die Durchschnittspreise liegen zwischen DM 200,– und DM 400,–. Gemessen werden dabei zwischen zehn und dreißig Mineralien, Spurenelemente und toxische Schwermetalle.

Zu Punkt 3: Sofern die Ernährungsratschläge des Anbieters tatsächlich wirksam sind, kann es in einem Zeitraum von 5–8 Wochen zu einer erheblichen Veränderung des Mineralmusters und damit des Stoffwechsels kommen, die eine völlig neue Zusammenstellung der Nahrungsmittel nötig macht. Seien Sie mißtrauisch, wenn Zeiträume von einem halben Jahr und länger angegeben werden, vor allem wenn Sie in dieser Zeit fortwährend Zusatzpräparate nehmen sollen, die nur beim Anbieter der Analyse erhältlich sind.

Zu Punkt 8 und 9: Fragen Sie, ob Sie mehr erfahren, als daß Ihre Werte hoch oder niedrig sind und ob es möglich ist, diese Werte durch die Empfehlungen gezielt zu verbessern (z. B. Schwermetalle abzubauen).

Zu Punkt 10: Ernährungsempfehlungen, die tatsächlich irgend etwas Positives im Stoffwechsel bewirken, lassen sich nicht auf vier bis fünf Seiten abhandeln. Fragen Sie also, wie viele Seiten das Gutachten umfaßt.

Zu Punkt 12: Fragen Sie vorher, ob Nahrungsergänzungspräparate in der Analyse empfohlen werden und was sie kosten. Erkundigen Sie sich, welche konkreten Erfahrungen für den erfolgreichen Einsatz dieser Produkte vorliegen, hier vor allem, was sie genau im Mineralmuster verändern.

Ein Beispiel:
Die Katja-Akerberg-Haar-Mineral-Analyse

Der Schlüssel zur Korrektur des Stoffwechsels sind ganz normale Lebensmittel. Keine Pille und kein Pulver vermag unseren Stoffwechsel auch nur annähernd so stark zu beeinflussen wie die Nahrung, die wir Tag für Tag zu uns nehmen.

»Die Analyse«, seit elf Jahren dringen diese Worte mindestens 50mal täglich an mein Ohr. Und dabei hat sie für mich viele verschiedene Bedeutungen, von denen eine so wichtig ist wie die andere. Die Analyse ist ein Wegweiser. Wie schnell oder langsam Sie auf dem Weg zu einem ausgeglichenen Stoffwechsel vorankommen, bestimmen Sie selbst. Je konsequenter Sie den Empfehlungen folgen, desto schneller werden Sie Ihr Ziel erreichen. Die Lebensmittel, die ich Ihnen empfehle, sie sind das eigentliche »Herz« der Analyse. In ihnen vereint sich mein Wissen aus fast zwei Jahrzehnten Erforschung des Zusammenhangs zwischen Ernährung und Stoffwechsel. Bei der Zusammenstellung dieser Lebensmittel habe ich es mir nicht leichtgemacht.

Die Analyse, das ist ein äußerst kompliziertes Rechenwerk, bei dem Hunderte von Werten, Relationen und persönlichen Angaben kombiniert werden, um eine Liste hervorzubringen, auf der die Nahrungsmittel, die »fehlen«, genauso wohl erwogen sind wie diejenigen, die ich Ihnen empfehle.

Um Ihnen einen kleinen Eindruck davon zu geben, welche Informationen die Analyse enthält und wie unterschiedlich die Empfehlungen ausfallen können, haben meine Mitarbeiter aus Tausenden von Beispielen ein Allerweltspaar herausgesucht.

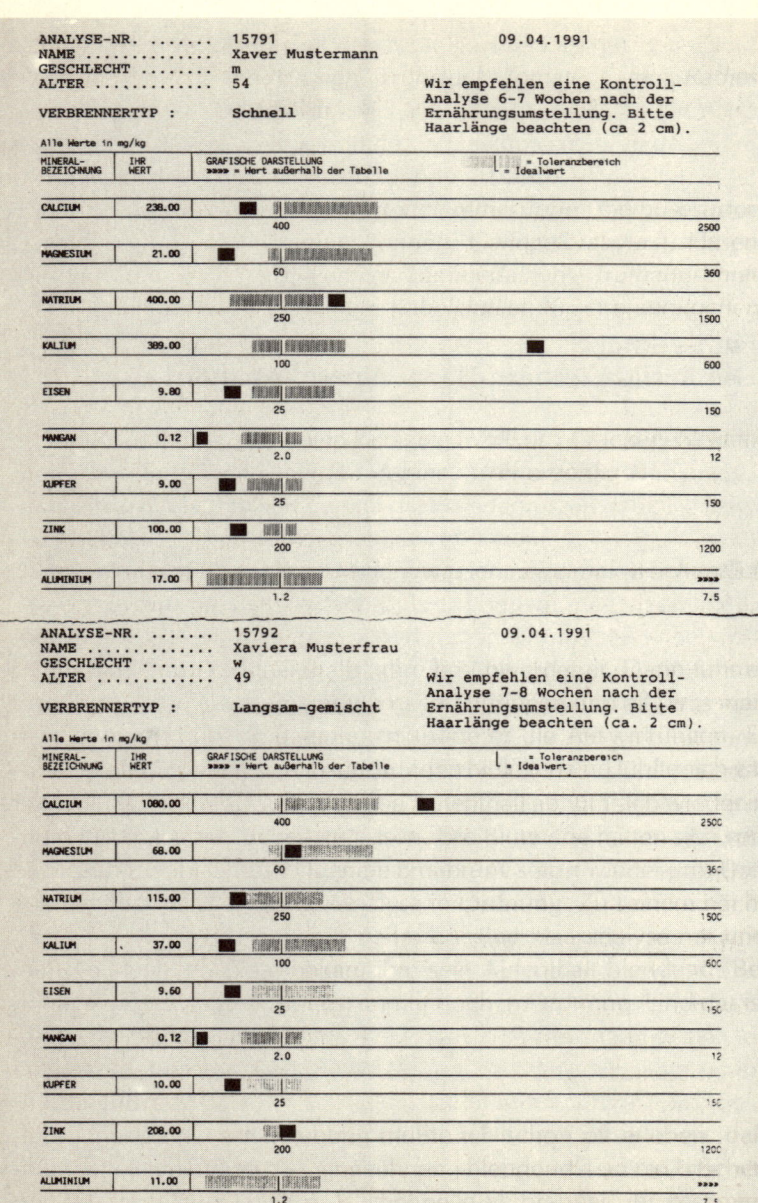

ANALYSE-NR. 15791   09.04.1991
NAME .... Xaver Mustermann
GESCHLECHT .... m
ALTER 54   Wir empfehlen eine Kontroll-
                                              Analyse 6-7 Wochen nach der
VERBRENNERTYP :   Schnell   Ernährungsumstellung. Bitte
                                              Haarlänge beachten (ca 2 cm).

Alle Werte in mg/kg

MINERAL-BEZEICHNUNG	IHR WERT	GRAFISCHE DARSTELLUNG >>>> = Wert außerhalb der Tabelle	= Toleranzbereich = Idealwert
CALCIUM	238.00	400	2500
MAGNESIUM	21.00	60	360
NATRIUM	400.00	250	1500
KALIUM	389.00	100	600
EISEN	9.80	25	150
MANGAN	0.12	2.0	12
KUPFER	9.00	25	150
ZINK	100.00	200	1200
ALUMINIUM	17.00	1.2	7.5 >>>>

ANALYSE-NR. 15792   09.04.1991
NAME .... Xaviera Musterfrau
GESCHLECHT .... w
ALTER 49   Wir empfehlen eine Kontroll-
                                              Analyse 7-8 Wochen nach der
VERBRENNERTYP :   Langsam-gemischt   Ernährungsumstellung. Bitte
                                              Haarlänge beachten (ca. 2 cm).

Alle Werte in mg/kg

MINERAL-BEZEICHNUNG	IHR WERT	GRAFISCHE DARSTELLUNG >>>> = Wert außerhalb der Tabelle	= Toleranzbereich = Idealwert
CALCIUM	1080.00	400	2500
MAGNESIUM	68.00	60	360
NATRIUM	115.00	250	1500
KALIUM	37.00	100	600
EISEN	9.60	25	150
MANGAN	0.12	2.0	12
KUPFER	10.00	25	150
ZINK	208.00	200	1200
ALUMINIUM	11.00	1.2	7.5 >>>>

Beispiel – Analysen »Mustermann« und »Musterfrau«

Zwei gegensätzliche Muster

Frau Musterfrau und Herr Mustermann sind Beispiele aus dem »richtigen Leben«.

Als ich den beiden ihre Analysen überreichte, war das erste Diskussionsthema natürlich der Verbrennungstyp. Der eine schnell, der andere langsam-gemischt.

Als schneller Verbrenner mit einer Leidenschaft für Vollkornbrot wußte Herr Mustermann sehr gut, was Streß bedeutet. Er war in letzter Zeit oft fahrig und fühlte sich immer ein wenig angespannt. Typische Symptome bei erhöhten Natrium- und Kaliumwerten.

Was Herrn Mustermann an Calcium fehlte, hatte seine Frau zu viel. Jeden Morgen bereitete Sie sich ihr Müsli mit einem Becher Fruchtjoghurt zu. Und das hinterließ ebenso deutliche Spuren im Haar wie das Vollkornbrot ihres Mannes.

Eines hatten die sonst so gegensätzlichen Mineralmuster allerdings gemeinsam: deutlich erhöhte Aluminiumwerte. Jahrelang hatten die beiden alles in Alufolie verpackt. Hier war das Ergebnis.

Mineralmuster

Mineralmuster entstehen nicht zufällig. Über die wichtigsten Wechselbeziehungen zwischen den Elementen, die diese Muster zu einem regelrechten »Körperkrimi« werden lassen, informiere ich Sie im Anschluß an die grafische Darstellung der Meßwerte sehr ausführlich. Jede Konstellation hat ihre Besonderheiten, jede Mineralrelation birgt wichtige Informationen über den aktuellen Stoffwechsel in sich. Schauen Sie sich noch einmal das Muster der Mineralien bei Herrn Mustermann an und lesen Sie dazu einen Auszug aus seiner Analyse:

Die Verhältnisse der Mineralien Calcium, Magnesium, Natrium und Kalium weisen auf einen übertourten Stoffwechsel hin. Das künstlich erhöhte Energieniveau und das ungünstige Verhältnis zwischen Natrium und Kalium kann auf die Dauer die Erholungsfähigkeit beeinträchtigen. Calcium und Magnesium stehen jedoch in einem recht günstigen Verhältnis zueinander. Allerdings sind die Werte beider Elemente sehr niedrig. Essen Sie in den nächsten drei Wochen möglichst wenig Brot und meiden Sie Alkohol.

Eine von Tausenden möglicher Konstellationen der Elemente, die jede für sich eine spezielle Bedeutung haben. Ich finde, Sie haben ein Recht darauf, diese Bedeutung zu kennen. Was ich Ihnen vermitteln will, ist ein besseres Verständnis für Zusammenhänge des Stoffwechselgeschehens. Sie sollen nicht nur erfahren, daß Ihre Werte hoch oder niedrig sind, sondern auch, welche Beziehungen zwischen den Elementen bestehen und welche Ungleichgewichte oder positiven Mineralverhältnisse vorliegen.

Das gilt natürlich nicht nur für die gemessenen Mineralien, sondern auch für alle Spurenelemente. Als Beispiel einige Auszüge aus der Analyse von Frau Musterfrau. Schauen Sie sich zur Orientierung am besten noch einmal kurz die Darstellung der Meßwerte auf der ersten Seite ihrer Analyse an. Hier nun der Originaltext aus der Analyse:

● *Ihr Eisenwert ist augenblicklich relativ niedrig, allerdings sind niedrige Eisenwerte keine Seltenheit. Sie werden in Ihrem Fall begünstigt durch Überschüsse anderer Elemente, wie Sie auf der ersten Seite Ihrer Analyse erkennen können. Mit einem deutlichen Eisenanstieg ist innerhalb der nächsten Wochen noch nicht zu rechnen, da zunächst andere Ungleichgewichte des Stoffwechsels korrigiert werden müssen.*

● *Chrom ist ein wichtiges Element für die Verwertung von Kohlenhydraten. Ihr Chromwert ist im Augenblick besonders niedrig, auch im Verhältnis zu den meisten anderen Elementen. Falls Sie häufiger eine Unterzuckerung des Blutes haben, könnte hier eine mögliche Ursache liegen. Infolge der Ernährungsumstellung ist mit einer allmählichen Anhebung des Chromspiegels zu rechnen.*

Genau so ausführlich wie die Bewertung der Mineralien und Spurenelemente sind die Ausführungen zu den gemessenen Schwermetallen. Herr Mustermann und seine Frau fanden dazu in ihren Analysen u.a. eine Menge wichtiger Tips, um Aluminiumbelastungen zu vermeiden. Darunter auch die Hinweise, saure Lebensmittel nicht in Alufolie zu verpacken und aluminiumhaltige Deosprays zu meiden.

Die aktuellen Mineralverhältnisse und die Konstellation von Spurenelementen und Schwermetallen können sich unmittelbar auf Ihr Befinden auswirken. Wie, das erfahren Sie in zwei Übersichten, in denen mögliche Symptome aufgrund der aktuellen Stoffwechselsituation aufgelistet sind.

Die individuellen Ernährungsempfehlungen

Im Einleitungstext zu Ihren persönlichen Ernährungsempfehlungen finden Sie eine Fülle wertvoller Tips, was Sie in den nächsten Wochen Ihrer Ernährung nach Plan rund um Essen und Trinken beachten sollten. So erfahren Sie, mit welchen einfachen Nahrungsmitteln man dem Energieloch am Nachmittag begegnen kann, ohne in der nächsten Pommes-frites-Bude oder Bäckerei zum Opfer des eigenen Heißhungers zu werden. Sie bekommen Tips, welche Pfannen und Töpfe sich besonders eignen und wie Sie die Speisen am besten darin zubereiten. Wenn Sie unter Allergien oder überschüssigen Pfunden leiden, erfahren Sie, worauf Sie bei der Umstellung der Ernährung ganz besonders achten sollten. Und noch eine ganze Menge mehr.

Jedes einzelne Nahrungsmittel, das Sie in Ihren Empfehlungen finden, wurde zuvor sorgfältig auf seine Eignung für Ihren aktuellen Stoffwechsel geprüft. Eine Prüfung, die zu sehr unterschiedlichen Ergebnissen führen kann, denn was dem einen guttut, kann dem anderen schaden. Das erfuhren auch Herr Mustermann und seine Frau, die verblüfft feststellten, daß sie sich in den nächsten Wochen erst einmal völlig unterschiedlich ernähren sollten. Schauen wir uns am Beispiel der Frühstückstafel einmal etwas genauer an, worin diese Unterschiede bestanden.

Die erste Empfehlung stammt aus der Analyse von Frau Musterfrau.

DERZEIT BESONDERS GEEIGNETE BROTSORTEN
(ohne Beschränkung – je nach Appetit)
Brot zählt von jeher zu den besonders wertvollen und beliebten Grundnahrungsmitteln des Menschen. Aufgrund Ihrer aktuellen Stoffwechselsituation können auch Sie in nächster Zeit diesem Grundnahrungsmittel nach Belieben zusprechen. Bitte beachten Sie, daß Sie nur einen »Hauch« Butter oder Margarine als Grundlage verwenden. Die für Sie derzeit geeigneten Sorten:

Grahambrot (Weizenschrotbrot), Pumpernickel, Roggenmischbrot mit Weizenkleie, Roggenbrot, Türkisches Fladenbrot, Weizenvollkornbrot

Nur eine einzige dieser Brotsorten fand sich auch in der Analyse von Herrn Mustermann. Seine Auswahl war – ganz im Gegensatz zu seiner Frau – ausgesprochen beschränkt. Dazu die Empfehlung, in den ersten zwei Wochen wenig von seinem bisherigen Lieblingsnahrungsmittel zu essen. Dafür konnte er sich an Milchprodukten gütlich tun, die seine Frau in der nächsten Zeit meiden sollte, z. B. Käse. Hier die Empfehlungen aus seiner Analyse:

KÄSE (täglich!)
In den nächsten zwei Wochen sollten Sie von den folgenden Käsesorten täglich mindestens 150 g essen. Fangen Sie gleich zum Frühstück damit an. Später genügen etwa 100 g pro Tag.

Gorgonzola 30% Fettgehalt, Romadur 40% Fettgehalt, Romadur 45% Fettgehalt

KÄSE FÜR BESONDERE GELEGENHEITEN
(wenig!)

Essen Sie von den folgenden Käsesorten bitte nur in Ausnahmefällen. Nicht öfter als einmal pro Woche ein kleines Stück von einer dieser Sorten:

Mozzarella, Gruyère (Greyerzer)

Wie Sie sehen, ist es durchaus nicht egal, mit welchem Käse man die Frühstückstafel bereichert. Es gibt viel zu beachten, um die richtigen Sorten auszuwählen.
Bitte wundern Sie sich nicht, wenn Sie im folgenden Müsli, das ich für Herrn Mustermann zusammenstellte, Zutaten finden, bei denen Vollwert-Experten spontan die Nase rümpfen. Polierter Reis kann durchaus manchmal nützlicher für den aktuellen Stoffwechsel sein als Reis aus dem vollen Korn.

KÖRNERMÜSLI
(wenig !)

Bereiten Sie Ihr Frühstücksmüsli mit 1/4 Tasse abgekochter Kuh-milch (3,5%) oder 1/2 Tasse Süßmolke, die jeweils mit Wasser »ver-längert« werden, zu. Für würzigere Varianten eignet sich eine klare Brühe oder einer der empfohlenen Kräutertees. Bitte nicht öfter als dreimal wöchentlich 1 Tasse von einer der folgenden Sorten:
Reis (poliert), Roggenkeime, Weizengries, Hirse (geschältes Korn)

Brot, Käse und Müsli sind Zutaten des »klassischen Frühstücks«, wie es viele von Ihnen wahrscheinlich Tag für Tag zu sich nehmen. Vielleicht versuchen Sie es statt dessen einmal mit einem reinen Obstfrühstück. Das wirkt entschlackend und bringt Ihnen eine Menge Energie. Frau Mustermann jedenfalls war von dieser neuen Form des Frühstücks schon bald begeistert. Kein Wunder, sie hatte eine reiche Auswahl an Obstsorten, wie Sie dem Originalauszug ih-rer Analyse entnehmen können:

FRISCHES OBST
(ohne Beschränkung – je nach Appetit)

Von dem großen Angebot für Sie derzeit geeigneter Obstsorten soll-ten Sie sich möglichst abwechslungsreich bedienen. Die hier emp-fohlenen Sorten sind auch für ein reines Obstfrühstück geeignet. Ananas, Barbados-Kirsche, Banane, Cashew-Apfel, Durian, Gra-natapfel, Guave, Honigmelone, Kakipflaume, Karambole (Baum-stachelbeere), Kirsche süß, Kumquat, Lytschee, Mango, Mirabelle, Quitte, Reineclaude, Tamarillo (Baumtomate), Wasserkastanie, Wassermelone, Apfel, Zitrone

Leider kann ich Ihnen nicht alle empfohlenen Nahrungsmittel unse-res Musterehepaars an dieser Stelle präsentieren. Der Platz würde nicht reichen. Aber vielleicht sind Sie ja schon von den wenigen Bei-spielen auf den Geschmack gekommen. Was ich zeigen wollte, ist, daß jedes einzelne Nahrungsmittel, das ich Ihnen empfehle, wohl erwogen ist und nicht irgendeinem Zufallsgenerator entspringt. Es hat seinen Grund, wenn bei den Obstsorten keine Erdbeeren oder Orangen erscheinen. Und es hat seinen Grund, wenn der eine auf Milchprodukte verzichtet, während der andere reichlich davon ißt. Bis die Entscheidung getroffen ist, welche Obst- oder Käsesorte, welches Brot und welcher Aufstrich augenblicklich geeignet ist, werden Hunderte von Mineralverhältnissen geprüft, unterschiedlichen Dringlichkeitsstufen zugeordnet, neu bewertet und schließlich noch einer Endkontrolle unterzogen. Es können 99 Gründe dafür sprechen, daß ein bestimmtes Nahrungsmittel zu Ihrem aktuellen Stoffwechsel paßt. Spricht nur ein wichtiger Grund dagegen, so hat es keine Chance, in Ihre Empfehlungen aufgenommen zu werden.

Was Sie sonst noch in Ihrer Analyse erwartet

Das Angebot reicht von Kräutertees bis zu Hummerkrabben. Ich empfehle Ihnen frischgepreßte (zur Not auch gekaufte) Obst- und Gemüsesäfte und »erlaube« sogar ab und zu ein Schlückchen in Ehren, allerdings nur ausgesuchte Schlückchen. Sie finden die für Ihren Stoffwechsel geeigneten Fleisch-, Fisch- und Geflügelsorten ebenso wie Vorschläge für süße Nachspeisen oder Salatdressings. Eben alles, was Ihr Körper braucht, um bestehende Ungleichgewichte wirksam zu korrigieren.

Essen und Trinken hält Leib und Seele zusammen. Wie zutreffend diese Feststellung ist, werden Sie schon nach wenigen Wochen am eigenen Körper erfahren können.

Mehr Energie, einen erholsameren Schlaf und – nicht zuletzt – auch mehr Freude am Sex, das alles kann Ihnen Ihre Ernährung bescheren.

Zu welchen Veränderungen es dabei im einzelnen kommt, das will ich Ihnen nun anhand des 3-Phasen-Modells der Stoffwechsel-Harmonisierung erläutern.

Nach über 40 000 Haar-Mineral-Analysen und dazugehörigen Ernährungsempfehlungen verfüge ich inzwischen über einen großen Erfahrungsschatz in der Beobachtung der immer wiederkehrenden Abläufe von Veränderungen, die durch die Umstellung der Ernährung ausgelöst werden.

Es wird sicher noch Jahre dauern, bis diese Veränderungen sich in allen Einzelheiten auch wissenschaftlich belegen und erklären lassen. Verschiedene Studien in Zusammenarbeit mit Ärzten und Universitäten haben bereits begonnen oder befinden sich in Vorbereitung.

Die Grundidee

Das Mineralmuster der Haare ist eine entscheidende Schnittstelle für das gesamte Stoffwechselgeschehen. In den Wechselbeziehungen der Elemente spiegeln sich Fließgleichgewichte der Energieproduktion in den Zellen genauso wider wie solche der hormonellen Regulierung des Stoffwechsels. Ungleichgewichte zwischen Mineralien und Spurenelementen sind ein wichtiger Schlüssel zum Verständnis individueller Ursachen von Krankheiten und Befindensstörungen. Dabei können diese Ungleichgewichte bei ein und derselben Krankheit oder Befindensstörung durchaus völlig unterschiedlich ausfallen.

Das 3-Phasen-Modell der Stoffwechsel-Harmonisierung

Die Veränderungen, zu denen es im Zuge der Ernährungsumstellung kommt, sind in aller Regel umfassend und lassen sich in vier verschiedenen Bereichen anschaulich fassen:

— im Mineralmuster der Haare
— im psychischen Befinden und in der geistigen Leistungsfähigkeit
— im Energiehaushalt
— in der körpereigenen Abwehr

● **Phase 1 — Abbau von Blockaden des Stoffwechsels (Dauer 5—8 Wochen)**

1. Das Mineralmuster

Ausgangspunkt für die Ermittlung von Ungleichgewichten des Stoffwechsels ist die Bestimmung von bis zu 25 Elementen mit Hilfe der Haar-Mineral-Analyse. Aus diesem ersten Mineralmuster ergeben sich zuverlässige Hinweise auf die wichtigsten Blockaden des Stoffwechsels. So können z. B. hohe Calcium- oder Kupferüberschüsse, wie sie bei Frauen besonders häufig anzutreffen sind, den Stoffwechsel genauso blockieren wie extrem niedrige Werte aller Mineralien. Je länger diese Blockaden bereits bestehen und je ausgeprägter die Mineralungleichgewichte sind, die ihnen zugrundeliegen, desto schwerwiegender sind in der Regel die Störungen des aktuellen Befindens. Diese Blockaden müssen als erstes korrigiert werden, damit später auch Ungleichgewichte, die zunächst nur von untergeordneter Bedeutung sind, behoben werden können.

2. *Das psychische Befinden und die geistige Leistungsfähigkeit*
Spätestens nach zwei Wochen kommt es bei den meisten Menschen, die ihre Ernährung umstellen, häufig zunächst unmerklich, zu einer deutlichen Verbesserung des Nachtschlafs. Depressive oder überreizte Stimmungslagen werden deutlich abgemildert, und die Widerstandsfähigkeit gegen Streß nimmt zu. Innerhalb von vier bis fünf Wochen verbessert sich auch die Konzentrationsfähigkeit spürbar. Schnelle Verbrenner können diese Effekte oft schon innerhalb der ersten Woche beobachten. Allerdings verläuft der Übergang in diese erste psychische Aufhellung nicht immer völlig glatt. Wenn hohe Schwermetallbelastungen vorlagen, kommt es einige Tage nach Beginn der Ernährungsumstellung zum Auftreten von Symptomen wie Schweißausbrüchen, Kopfschmerzen, Nierenziehen oder einem metallenen Geschmack im Mund. Ein Zeichen dafür, daß der Körper beginnt, verstärkt Schwermetalle abzubauen.

3. *Der Energiehaushalt*
Eines der wichtigsten Ziele der Ernährungsumstellung besteht darin, den Stoffwechsel des langsamen Verbrenners zu beschleunigen und den des schnellen Verbrenners zu drosseln. Schnelle Verbrenner spüren die Auswirkungen der Drosselung des Stoffwechsels oft schon innerhalb weniger Tage. Langsame Verbrenner fühlen sich nach zwei bis drei Wochen spürbar energiegeladener. Mit der verbesserten Nahrungsverwertung kommt es bei Menschen mit Übergewicht zu einem Abbau überschüssiger Pfunde. Das können beim schnellen Verbrenner mehrere Kilo innerhalb von zwei Wochen sein. Langsame Verbrenner verlieren in der Regel nicht mehr als 1 bis 2 Kilo pro Woche.

4. Die körpereigene Abwehr
Die Auswirkungen der Ernährungsumstellung auf die Abwehrkräfte
sind individuell sehr unterschiedlich und hängen natürlich auch
vom aktuellen Gesundheitszustand ab. Häufig ist innerhalb der er-
sten vier bis fünf Wochen der Ernährungsumstellung ein spürbarer
Rückgang von Entzündungsneigungen, vor allem auch auf der
Haut, zu beobachten. Im nächsten Kapitel werde ich Ihnen eine
Reihe von Beispielen vorstellen, in denen auch viele andere Sym-
ptome von Migräne bis zu Bluthochdruck sich innerhalb weniger
Wochen deutlich gebessert haben.

● **Phase 2 – Erneute Korrektur des Stoffwechsels und Ausgleich
von Mineralungleichgewichten möglichst vieler Elemente.**

1. Das Mineralmuster
Die Aufhebung von Blockaden des Stoffwechsels kann zu sehr unterschiedlichen Veränderungen des Mineralmusters führen. Das
zeigen die Ergebnisse der Nachmessung zu Beginn der zweiten
Phase der Ernährungsumstellung.
Wenn zuvor hohe Überschüsse einzelner Mineralien vorlagen, so
sind diese nach vier bis fünf Wochen deutlich zurückgegangen.
Wenn die Ernährungsempfehlungen nicht sehr konsequent befolgt
wurden, können aber auch andere Elemente mit abgesenkt worden
sein. Auf den ersten Blick könnte man in diesem Fall leicht den Eindruck gewinnen, daß diese Werte sich verschlechtert haben. Bei
genauerer Betrachtung läßt sich allerdings leicht feststellen, daß die
Verhältnisse der Mineralien untereinander wesentlich ausgeglichener sind als vorher. Nach der Korrektur der wichtigsten Blockaden
des Stoffwechsels können in der zweiten Phase viele verschiedene
Ungleichgewichte bis hin zu den Spurenelementen und Schwermetallen besonders wirkungsvoll korrigiert werden. Allerdings ist dazu
eine erneute Anpassung der empfohlenen Nahrungsmittel nötig.

2. Das psychische Befinden und die geistige Leistungsfähigkeit
Innerhalb der nächsten Wochen nach der erneuten Ernährungsumstellung kommt es zu einer deutlichen Verbesserung der allgemeinen Stimmungslage. Viele Menschen berichten, sie hätten sich

lange nicht mehr so wohl gefühlt. Auch die Ergebnisse einer Studie mit Hochleistungssportlern, bei der die Athleten Angaben zu ihrem subjektiven Befinden vor und nach der Ernährungsumstellung machten, zeigten eindrucksvoll, daß diese Veränderungen nicht nur in Ausnahmefällen auftreten, sondern durchgängig zu beobachten sind.

3. Der Energiehaushalt

Es kommt zu einer merklichen Verbesserung und Stabilisierung der körperlichen Belastbarkeit. Gleichzeitig nimmt die Erholungsfähigkeit spürbar zu. Die Energieproduktion in den Zellen ist zunehmend ausgeglichener.

Der Körper verzeiht nun auch gelegentliche Schlemmereien vom Eisbein bis zur Sachertorte.

4. Die körpereigene Abwehr

Eine besonders häufige Beobachtung nach mehrwöchiger Umstellung der Ernährung ist ein spürbarer Rückgang der Anfälligkeit für Infekte. Auch bei manifesten Krankheitsbildern sind immer wieder deutliche Verbesserungen der Symptomatik zu beobachten. In den meisten Fällen verbessert sich auch die Wirksamkeit ärztlicher Therapien.

Inwieweit sich auch immunologische Parameter des Blutes wie z. B. Leukozyten, Lymphozyten und deren Subpopulationen innerhalb mehrerer Wochen der Ernährungsumstellung verändern, konnte in einer Studie mit Hochleistungssportlern erstmals gezeigt werden.

● **Phase 3 – Stabilisierung des Stoffwechsels und Entwicklung eines Körpergefühls für optimale Ernährung**

Die dritte Haar-Mineral-Analyse zeigt bei den meisten Menschen, die sich bis dahin weitgehend konsequent nach den Ernährungsempfehlungen gerichtet haben, ein überwiegend ausgeglichenes Mineralmuster. Die erneute Anpassung der Ernährung an den deutlich verbesserten Stoffwechsel beinhaltet eine Kombination von Nahrungsmitteln, die man oft als »gesunde Mischkost« bezeichnet. Bei den meisten Menschen hat sich aufgrund der Erfahrungen in den

zurückliegenden Wochen ein ausgeprägtes Körpergefühl entwickelt. Sie reagieren nun sehr sensibel auf falsche Nahrungsmittel wie z. B. Süßigkeiten oder ein Übermaß an fettigen Wurstwaren.
Das einmal erreichte Wohlbefinden läßt sich leicht über längere Zeit bewahren. Mehr als 1–2 Nachmessungen pro Jahr sind in der Regel nicht mehr nötig.
Das Endziel der absoluten Harmonie dürfte wohl angesichts der vielfältigen Einflüsse durch Umweltbelastungen und andere Faktoren kaum je zu erreichen sein. Entscheidend ist, daß die Korrektur von Stoffwechselblockaden und der Ausgleich des Mineralhaushalts gesunde Ernährung körperlich und psychisch erfahrbar machen. Eine Erfahrung, die die meisten Menschen heute nicht mehr, oder – besser gesagt – noch nicht kennen.

Die am häufigsten gestellten Fragen

So individuell wie die Ernährungsempfehlungen der Analyse, so individuell sind auch die Probleme der Menschen, die sie für sich persönlich anwenden wollen.
Soweit diese Fragen im engeren Sinn mit gesundheitlichen Problemen zu tun haben, empfehle ich in jedem Fall dringend, einen Arzt zu Rate zu ziehen.
Die Umstellung der Ernährung ist keine Therapie und kann eine solche auch nicht ersetzen. In Absprache mit dem Arzt kann sie aber durchaus eine wertvolle Unterstützung für ein erfolgreiches Therapiekonzept sein.
Die am häufigsten gestellten Fragen und meine Antworten darauf habe ich hier für Sie zusammengestellt.

Muß ich bei Übergewicht weniger essen?
Es gibt keinen Grund, sich in der Kalorienaufnahme besonders einschränken.
Wichtiger als wieviel, ist, was Sie essen!
Ihr Körper kann die nach Ihrem aktuellen Stoffwechsel zusammengestellten Nahrungsmittel optimal verwerten und baut von selbst überschüssige Pfunde ab.

Mit der Ernährungsumstellung geht auch der Heißhunger auf Dick-macher, wie z. B. Süßigkeiten zurück. Auch dieser Umstand trägt bei zur Lösung des Kalorienproblems.

Schnelle Verbrenner bauen Übergewicht wesentlich schneller ab als langsame.

Wieviel und wie schnell Sie Übergewicht verlieren, entscheidet Ihr Körper selbst, wenn Sie nicht zusätzlich über eine Drosselung der Kalorienzufuhr nachhelfen.

Sie werden staunen, wie gut er weiß, wieviel Substanz Sie brauchen und worauf Sie verzichten können.

Ich bin Vegetarier, und trotzdem soll ich Fleisch essen

Auf die Probleme vegetarischer Ernährung bin ich ja schon im ersten Kapitel eingegangen.

Ich habe mir die Entscheidung nicht leichtgemacht, keine fleisch-lose Kost zu empfehlen. Aber es ist aus meiner Erfahrung unmög-lich, auf Milchprodukte (auch Sojaprodukte!) und Fleisch zu ver-zichten und dabei keine Unterversorgung mit Eiweiß und lebens-wichtigen Spurenelementen, wie z. B. Eisen und Zink, zu riskieren. Selbst bei noch so geschickter Kombination pflanzlicher Nahrungs-mittel. Ich möchte Ihnen in diesem Zusammenhang auch eine lang-jährige Erfahrung schildern, die Sie vielleicht nachdenklich stimmen wird, wenn Sie sich regelrecht ekeln vor Fleisch.

Bei Personen mit niedrigem Zink und/oder hohem Kupfer kommt es zunächst zu einer kaum spürbaren Beeinträchtigung des Ge-schmacksempfindens. Bei weiterer Verschlechterung des Zink-Kupferungleichgewichts entwickelt sich eine körperliche Abnei-gung gegen Fleisch. Allein der Anblick oder Geruch kann regelrech-ten Ekel auslösen. Mir ging es übrigens vor elf Jahren genauso.

Wenn diese Menschen nun immer mal wieder eine kleines Stück Fleisch essen, verschwindet dieser Ekel.

Bis Sie sich wieder an etwas mehr Fleisch, Fisch oder Geflügel ge-wöhnt haben, können Sie als zusätzliche Eiweißquelle zeitweilig auf ein calciumarmes (!) Proteinkonzentrat zurückgreifen. Aber das kann wirklich nicht mehr als eine vorübergehende Notlösung sein.

Ich habe Sorge, daß ich durch die Ernährung »sauer« werde

Auch viele Mediziner vertreten die Ansicht, daß eine ständige Übersäuerung des inneren Milieus sich ungünstig auf die Gesundheit auswirkt und raten deshalb zur Durchführung einer Trennkost. Ich selbst habe sehr positive Erfahrungen damit gesammelt. Auch wenn verschiedene Auffassungen über den Sinn der Einteilung in säurebildende und basenbildende Nahrungsmittel bestehen, kann eine Trennung von stark eiweißreichen (Fleisch, Fisch, Geflügel) und besonders kohlenhydratreichen (z. B. Gemüse, Kartoffeln, Reis) Nahrungsmitteln bewirken, daß sich die Verfärbung des Urinmeßstreifens zum Basischen verschiebt.

Im Rezeptteil stelle ich Ihnen einen Vorschlag für die Trennung verschiedener Lebensmittel vor. Um einen spürbaren Effekt dieser Trennung zu erzielen, sollten Sie längere Zeit nach diesem System essen, damit der Magen-Darm-Trakt sich auf die zunächst ungewohnte Ernährungsform einstellen kann.

Für den Erfolg der Ernährungsumstellung spielt es keine Rolle, ob Sie Trennkost essen oder nicht. Wichtig ist allein, daß Sie die Empfehlungen Ihrer Analyse beherzigen.

Ich darf ja fast nichts mehr von dem essen, was mir schmeckt!

Stoffwechselungleichgewichte sind nicht zuletzt die Folge einseitiger Ernährungsgewohnheiten. Logischerweise lassen sich diese Ungleichgewichte nur dann korrigieren, wenn man auch ihren Ursachen auf den Grund geht. Schließlich erhalten Sie keine Diät für alle Zeiten. Einige Wochen allerdings, solange bis die Nahrung wieder optimal verwertet werden kann, sollten Sie sich schon umstellen. In Ihrem Ernährungsplan finden Sie genug leckere Alternativen, die Ihnen das erleichtern. Schauen Sie auch einmal in die Rezeptsammlung in Kapitel IX!

Muß ich alle Nahrungsmittel, die mir empfohlen werden, essen?

Wichtig ist, daß Sie sich von den empfohlenen Lebensmitteln möglichst abwechslungsreich ernähren. Das heißt nicht, daß Sie den letzten Winkel des Wochenmarktes nach einer exotischen Frucht absuchen müssen, aber Sie sollten z. B. immer mal wieder andere

Fleisch- und Gemüsesorten oder auch Getränke zu sich nehmen, um dem Körper möglichst viel zu bieten.

Tee, Kaffee, Alkohol und Süßigkeiten – muß ich auf alles verzichten, was Spaß macht?

Die sogenannten Genußgifte sind von alters her fester Bestandteil der Ernährungsgewohnheiten vieler Menschen. Auch Tabakwaren sind im weiteren Sinne zu diesen Genußgiften zu rechnen.

Das im Kaffee enthaltene Koffein hat die Eigenschaft, den Stoffwechsel künstlich anzukurbeln (deshalb steht es übrigens auch auf der internationalen Dopingliste der Sportler).

Ganz ähnliche Eigenschaften hat Thein, der Wirkstoff des Tees. Beide Substanzen wirken belebend. Aber nur kurzfristig – bis zum nächsten »Energieloch«, das dann wiederum mit Tee oder Kaffee überwunden wird.

Ähnlich wirken Süßwaren, Limonaden und Colagetränke. Sie treiben den Blutzucker zunächst nach oben. Aber wenig später fällt er dafür um so stärker ab. Dieses Auf und Ab macht nicht nur süchtig. Es kann auch zu unmittelbaren Störungen des Mineralhaushalts führen.

Dasselbe gilt für Alkohol. Über seine Wirkungen muß ich Sie sicher nicht aufklären. Allen Genußgiften ist gemeinsam, daß sie stark in die hormonelle Regulierung des Energiehaushalts eingreifen – und zwar ausgesprochen störend. Damit können sie die beabsichtigte, ausgleichende Wirkung der Ernährungsumstellung geradezu auf den Kopf stellen. Haben Sie also bitte Verständnis dafür, wenn ich von Süßigkeiten gänzlich abrate und bei Tee, Kaffee und Alkohol nur geringe Mengen, bzw. in Einzelfällen auch einen völligen Verzicht empfehle.

Warum darf ich bestimmte Lebensmittel nur in einer ganz bestimmten Zubereitungsform zu mir nehmen?

Was der Körper letztlich von den zugeführten Nahrungsmitteln verwendet, hängt immer davon ab, wie diese verpackt sind. Es ist ein Unterschied, ob ich eine Tomate esse oder Tomatensaft trinke. Genauso verhält es sich mit Marinaden und Saucen, die Sie zum Salat oder Fleisch reichen. Sie können entscheidenden Einfluß darauf nehmen, was später von den Nahrungsmitteln in den Zellen »ankommt«. Kein Grund zur Traurigkeit. In Kapitel IX können Sie sich selbst überzeugen, daß man trotz einiger Vorsichtsmaßregeln bei der Zubereitung keinerlei Einschränkungen des Wohlgeschmacks befürchten muß.

Ich bin allergisch gegen einige Lebensmittel, die mir empfohlen werden. Was soll ich tun?
Meiden Sie diese Lebensmittel zunächst. Erst wenn sich Ihre Werte in der Folgeanalyse gebessert haben, sollten Sie, in Absprache mit Ihrem Therapeuten, allmählich wieder (zunächst in kleinen Mengen!) ausprobieren, inwieweit sich die Bereitschaft des Körpers zu allergischen Reaktionen verändert hat. In der Regel ist mit einem deutlichen Nachlassen der Allergieneigung nach spätestens acht Wochen zu rechnen. Genauere Informationen finden Sie in Ihrer Analyse.

Kann/muß ich weiterhin meine Medikamente nehmen?
Ich empfehle Ihnen dringend, sich in dieser Frage mit Ihrem behandelnden Therapeuten abzusprechen. Natürlich ist es wünschenswert, daß Sie auf längere Sicht, wenn sich die Situation des Stoffwechsels verbessert hat, weniger Medikamente benötigen als vorher. Letztlich kann die Entscheidung, Medikamente abzusetzen, nur auf der Grundlage eines gründlichen Check-ups Ihres Gesundheitszustands erfolgen.
Noch ein Hinweis: Die Erfahrung zeigt, daß die positiven Effekte der Ernährungsumstellung langsamer eintreten, wenn Sie gleichzeitig starke Medikamente zu sich nehmen. Deshalb sollten Sie in diesem Fall die Ernährungsempfehlungen besonders konsequent befolgen.

Wirkt die Ernährungsumstellung bei älteren Menschen genauso schnell wie bei jüngeren?
Wie schnell sich positive Veränderungen infolge der Ernährungsumstellung einstellen, hängt nicht vom Alter ab, sondern in erster Linie davon, wie genau Sie den Empfehlungen in Ihrem persönlichen Plan folgen.

Viele alte Menschen lassen ein- oder zweimal im Jahr eine Haaranalyse durchführen, um den Stoffwechsel in Schwung zu bringen. Frau Johanna W., eine über 80jährige Rentnerin aus München, ist eine der treuesten Anhängerinnen meiner Analyse. Als sie vor fünf Jahren erstmals die Ernährung umstellte, war sie auf die tägliche Unterstützung einer Haushaltshilfe angewiesen. Schon sechs Wochen später übernahm die rüstige Dame wieder selbst die Regie in ihrem Haushalt. Sie kann sich auch heute noch sehr gut selbst versorgen.

Wenn der Schnelle langsam wird

Der Mensch ist kein biologischer Traktor, in den man zeitlebens denselben Treibstoff einfüllen kann, damit er optimal funktioniert. Viele Menschen, die zum erstenmal ihre Ernährung aufgrund der Analyse umstellen, sind anfangs doch recht skeptisch, ob sie tatsächlich etwas davon merken, wie der Stoffwechsel sich umstellt. Ganz ähnlich ging es auch Helmut M., einem 32jährigen Sportlehrer aus Heidelberg. Seit einem Jahr hatte er es mit der eigenen Körperertüchtigung etwas ruhiger angehen lassen und sich in seinem italienischen Stammlokal auch einige überschüssige Pasta-Kilo zugelegt. Im Ernährungsplan seiner ersten Analyse wurden ihm u.a. fette Fleisch- und Geflügelsorten, Mozzarella und auch Sahnesaucen empfohlen. Schon eine Woche, nachdem er seinen Ernährungsplan erhalten hatte, rief Helmut M. mich an und war begeistert: »Ich habe schon fast 3 Kilo abgenommen, obwohl ich viel von den fetten Sachen esse. Außerdem habe ich das Gefühl, daß ich ruhiger geworden bin.« Drei Monate später hatte ich den Eindruck, daß er mittlerweile ein wenig zu ruhig geworden war, denn seit dem ersten begeisterten Anruf hatte sich Helmut M. nicht mehr gemeldet, obwohl er mir versprochen hatte, er wolle mir regelmäßig berichten, welche Veränderungen er während der Ernährungsumstellung bei sich beobachtet. Also griff ich zum Telefonhörer, um zu erfahren, was geschehen war. Am anderen Ende klang mir keine allzugroße Begeisterung entgegen: »Anfangs habe ich fast 7 Kilo abgenommen und fühlte mich auch super, aber inzwischen schlafe ich nachts schlechter und auch sonst kann ich nicht sagen,

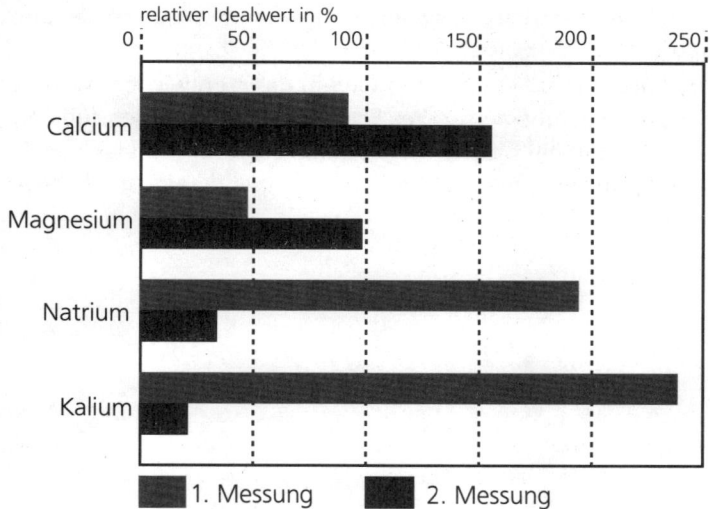

relativer Idealwert in %

0   50   100   150   200   250

Calcium

Magnesium

Natrium

Kalium

■ 1. Messung   ■ 2. Messung

Abb. 14: Wenn der Schnelle langsam wird
Der Stoffwechsel wurde in drei Monaten regelrecht auf den Kopf gestellt.

daß ich Bäume ausreißen könnte.« Entgegen der Empfehlung in seiner Analyse, spätestens sechs Wochen nach der Ernährungsumstellung eine Kontrollanalyse vornehmen zu lassen, hatte der junge Mann weiter nach dem Plan der ersten Analyse gegessen.
Inzwischen war Helmut M. vom schnellen zum langsamen Verbrenner geworden. Sein übertourter Stoffwechsel war sozusagen in den Keller gerutscht.
Als Helmut M. das Ergebnis seiner neuen Haaranalyse in Händen hielt, reagierte er zunächst ähnlich verblüfft wie viele Menschen, die anfangs kaum glauben können, wie schnell ganz normale Nahrungsmittel den Stoffwechsel beeinflussen können. »Wieso bekomme ich denn jetzt völlig andere Ernährungsempfehlungen als beim erstenmal?« lautete denn auch die erstaunte Frage. Ganz einfach, weil auch der Stoffwechsel mittlerweile völlig anders aussah als noch drei Monate zuvor. Auch der Wirt des italienischen Restaurants reagierte zunächst irritiert, als Helmut M., der sich seit Wochen den Salat mit reichlich Öl und Mozzarella bestellt hatte, nichts mehr von dieser Marinade wissen wollte.

Auch Tafelspitz und gedünsteten Fisch ließ er sich nun ohne Sauce servieren.

Heute hat Helmut M. ein gutes Gefühl dafür entwickelt, wann er mal wieder nachmessen sollte. Er meint: »Am wohlsten fühle ich mich, wenn ich ein bißchen schnell bin. Da habe ich viel Energie, bin trotzdem ausgeglichen und schlafe abends ein, noch bevor mein Kopf ins Kissen fällt.«

Kapitel X
Eine Krankheit kommt selten allein

Von Allergien bis zur vegetativen Dystonie

Schon der berühmte griechische Arzt Hippokrates wies auf die Einheit von Körper Geist und Seele hin. Beschwerden in dem einen Bereich können, so wußte er, nicht ohne Auswirkungen auf die anderen bleiben. Alles ärztliche Tun müsse vor allem darauf abzielen, die Natur in ihren heilsamen Wirkungen zu unterstützen. Leider ist die Lehre von den Selbstheilungskräften der Natur in der wissenschaftlichen Medizin unserer Tage in den Hintergrund gerückt. Statt dessen erleben wir eine Spezialisierung, bei der die Betrachtung des Menschen als Ganzheit nicht selten zu kurz kommt.

Nach meiner Erfahrung ist es eher die Regel als die Ausnahme, daß ein ganzes Bündel körperlicher (und seelischer) Beschwerden gleichzeitig auftritt. Entzündungsneigung und der Hang zu Depressionen liegen oft genauso eng beieinander wie Migräne, Schlafstörungen und Gewichtsprobleme.

Erfolge, wie sie mit Hilfe individueller Ernährungsempfehlungen bei unzähligen Beschwerden und Krankheiten möglich sind, zeigen, daß die Selbstheilungskräfte des Körpers auch heute noch die stärkste Waffe gegen Krankheit sind. Für den Arzt ist das eine wertvolle Grundlage seiner Behandlung.

Das folgende ABC der Gesundheitsstörungen soll Ihnen einen kleinen Einblick in die Möglichkeiten geben, die sich hinter dem Begriff Stoffwechsel-Harmonisierung verbergen.

Allergien, Asthma, Hautprobleme

In Deutschlands Krankenstatistiken rangieren allergische Erkrankungen mittlerweile weit oben. Allergien und Hautprobleme, die damit zusammenhängen, wirken sich auch im Mineralhaushalt aus. Besonders häufig findet man Calciumüberschüsse. Vielleicht auch eine Erklärung für die zunehmende Unverträglichkeit gegenüber

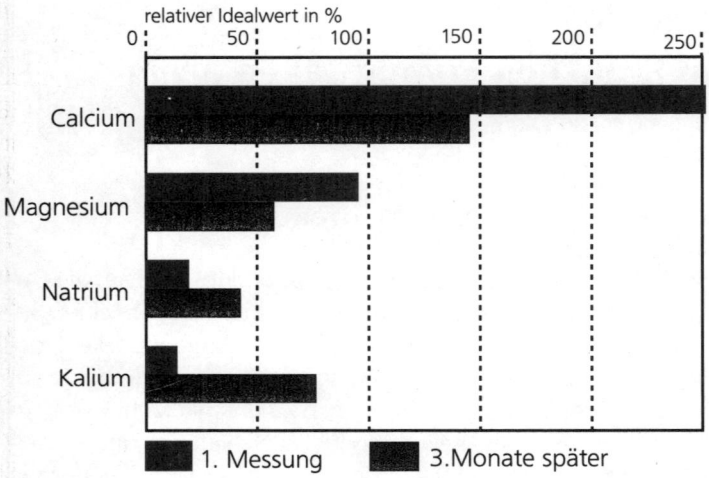

relativer Idealwert in %

0   50   100   150   200   250

Calcium

Magnesium

Natrium

Kalium

■ 1. Messung   ■ 3.Monate später

Abb. 15: **Viel Calcium – wenig Kalium, ein typisches Bild**
Zu viele Milchprodukte ließen bei Jürgen S. das Calcium ansteigen. Nach drei
Monaten sah das Mineralmuster besser aus.

Milchprodukten? Zuviel Kupfer spielt oft eine Rolle bei Akne und
Hautentzündungen. Auch Schwermetalle wie Cadmium, Aluminium und Quecksilber sind bei den Betroffenen häufig erhöht.
Der 42jährige Kaufmann Jürgen S. litt nicht nur an allergischen Reaktionen: Heuschnupfen, Kopfschmerzen, Neuralgien, Konzentrationsstörungen und Depressionen plagten ihn. Seine Ärzte wußten
nicht mehr weiter.
Die Ergebnisse wiesen ihn als langsamen Verbrenner aus. Ein typisches Bild. Jürgen S. war immer felsenfest davon überzeugt gewesen, daß Milchprodukte gesund seien. Nach dreimonatiger Ernährungsumstellung – ohne Milchprodukte – war das Calcium deutlich
zurückgegangen und gleichzeitig das Energieelement Kalium angestiegen. Auch eine anfangs vorhandene Bleibelastung konnte deutlich abgebaut werden. Äußerlich war Jürgen S. kaum wiederzuer-
kennen. Er wirkte energiegeladen und lebenslustig. Sein Hautbild
hatte sich deutlich gebessert. Die Rötungen waren völlig verschwunden. Und die anderen Beschwerden? Jürgen S.: »Ich fühle
mich auf der ganzen Linie super.«

Antriebsschwäche

Keine Krankheit, aber trotzdem eine Plage, sind Antriebsschwäche und Energielosigkeit. Daß die Betroffenen sich nicht »zusammenreißen« können, behaupten wohl nur diejenigen, die diesen Zustand noch nicht am eigenen Leib erlebt haben.

Jutta R., eine 22jährige Verkäuferin, wird seit ihrem 10. Lebensjahr ärztlich behandelt. »Pluriglanduläre Insuffizienz« (Unterfunktion mehrerer Drüsen) lautete die Diagnose. Sie fühlt sich ständig müde und »kaputt«. Nichts geht ihr mehr einfach von der Hand. Und Übergewicht macht ihr auch zu schaffen: 88 Kilo, und das bei einer Größe von 1,69 Meter! Und so sah das dazugehörige Mineralmuster der Haare aus:

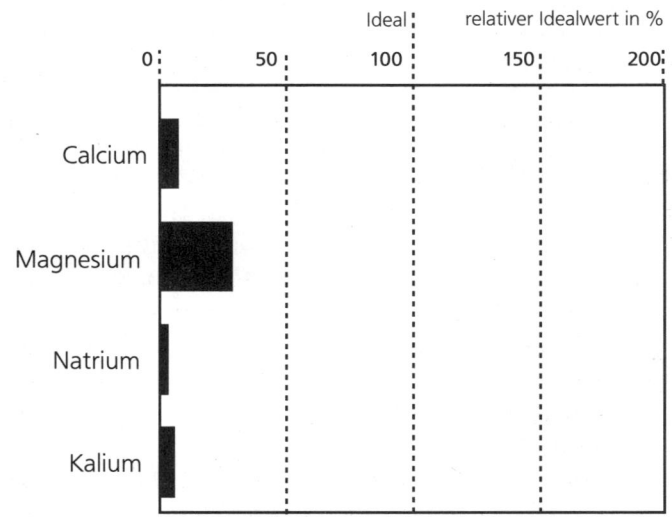

Abb. 16: **Ein Muster von Antriebsschwäche**
Die Elemente sind im wahrsten Sinne des Wortes »am Boden«. Ein typisches Muster für Menschen, die viele Diätversuche hinter sich haben.

Auch Jutta R. war langsam. Und wie! Die Mineralwerte waren durchweg ungewöhnlich niedrig. Dazu noch Eisenmangel und ein Ungleichgewicht der beiden Immunelemente Kupfer und Zink. Jutta R. verzichtete in nächster Zeit ebenfalls auf Milchprodukte und aß mehr Fleisch, Fisch und Geflügel. Nach zehn Wochen hatte sie 7 Kilo abgenommen und fühlte sich »so fit wie lange nicht mehr«.

Begeistert berichtete sie: »Ich habe jetzt plötzlich wieder Freude am Leben und gehe auch wieder gerne unter Menschen.« So wie Jutta R. empfinden viele Menschen, wenn erstmals nach Monaten oder Jahren Blockaden des Stoffwechsels aufbrechen und neue Energie freigesetzt wird. Es ist wie ein Aufatmen nach langer Einkapselung.

Ein besonderer Fall von Übersäuerung (Azidose)

Fünf Jahre nach einer Krebsoperation schlugen Medikamente zur Nachbehandlung bei dem 58jährigen Horst W. kaum noch an. Horst W. schrieb mir: »Nach Entfernung der Blase (O.P. nach Coffey, Implantation der Harnleiter in den Mastdarm) nach Karzinom im Jahre 1978 und Entfernung der linken Niere, nach Karzinom im Jahre 1979 trat Anfang des Jahres 1984 eine chronische metabolische Azidose bei mir auf, die durch große Mengen Nephrotrans stabilisiert werden sollte. Seit Mitte 1984 wird wöchentlich eine Blutanalyse gemacht. Je nach Ergebnis erhalte ich dann eine Infusion. Es ist schwierig, noch eine gute Stelle dafür zu finden. Meine Arme sind völlig zerstochen. Ihre Analyse ist mir mittlerweile zugegangen, und ich habe mit meinem Urologen darüber gesprochen. Er meinte nur: ›Wenn man dran glaubt...‹«

Horst W. befolgte die Empfehlungen dennoch. Auf den ersten Blick fällt vor allem das bei der zweiten Messung abgesunkene Calcium auf. Natrium und Kalium hatten sich demgegenüber nur geringfügig verbessert. Horst W. war dennoch mehr als zufrieden. Immerhin war die Übersäuerung nach 4wöchiger Ernährungsumstellung verschwunden. Alle Blutwerte normal. Keine Infusionen mehr. Sein behandelnder Professor: »Ein einmaliger Fall.« Und dabei hat sich Horst W. in dieser Zeit keineswegs besonders einschränken müssen, wie die folgende Übersicht zeigt, die er mir später zuschickte:

Ernährungsplan Horst W. nach der Haaranalyse vom 6. 4. 90

FRÜHSTÜCK:
1 Tasse schwarzer Tee, 2 Scheiben Pumpernickel, Geflügelwurst, Geflügelleberwurst, Corned Beef, Rinderschinken, zweimal wöchentlich 1 Ei

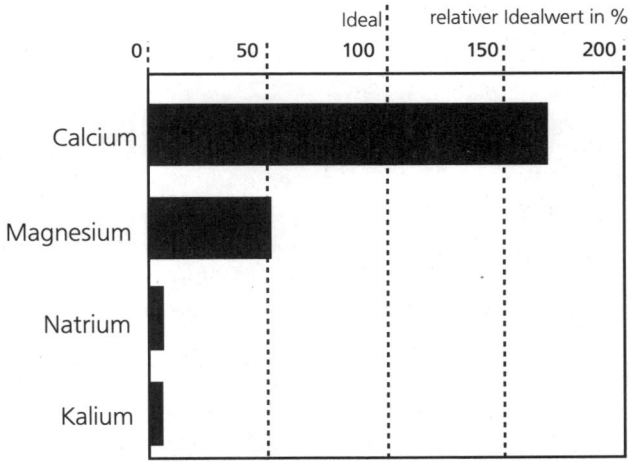

1. Messung – 6. April 1990
Calcium ist in der Relation zu Natrium und Kalium zu hoch.
Damit ist die Erholungsfähigkeit eingeschränkt.

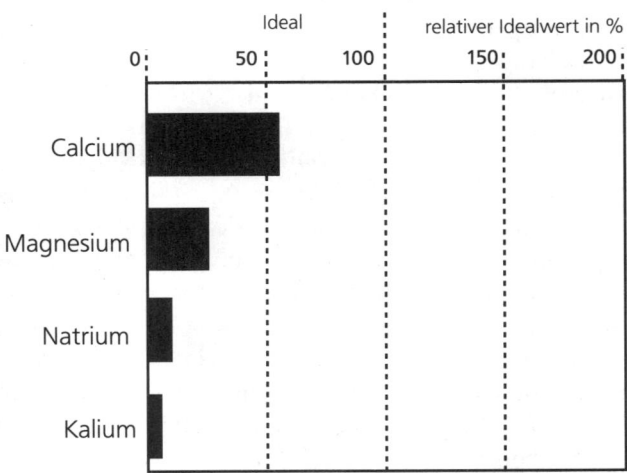

2. Messung – 14. Juli 1990
Manchmal muß man genau hinsehen. Die Verhältnisse der Mineralien
untereinander sind wesentlicher ausgeglichener als zuvor.

Abb. 17: **Ein besonderer Fall von Übersäuerung (Azidose) – nach Blasen- und Nierenoperation**

ABENDESSEN:
1 Roggenbrötchen, Belag siehe Frühstück, Tomate, Gurke, Radieschen

MITTAGESSEN:
Hühnersuppe mit Nudeln, Kartoffelcremesuppe, Gemüsesuppe,
Kartoffeln, Rosenkohl, grüne Bohnen, Geflügelbratwurst, Hasen-
geschnetzeltes, Hasenrückenfilet, Lammedaillons, Truthahnschnit-
zel, Rindfleisch mit Meerrettich, Kabeljaufilet, Kirschpfannkuchen,
rote Bete, Preiselbeeren

ZWISCHENMAHLZEITEN:
Trauben, Bananen, Datteln, Pistazien, Vollkorn-Cracker, Nektari-
nen, Apfel, Erdbeeren, Birne, Melone, Möhrenrohkost

GETRÄNKE:
Orangensaft, Traubensaft, Mineralwasser, zweimal wöchentlich
Magerjoghurt.

Horst W. war über eineinhalb Jahre beschwerdefrei. Dann fuhr er
für drei Wochen zu Verwandten nach Thüringen und aß, was man
ihm anbot. Nach ein paar Tagen spürte er die Auswirkungen. Er
mußte sich täglich zwei bis drei Stunden hinlegen und fühlte sich gar
nicht gut. Vorzeitig brach er seinen Aufenthalt ab, um sich wieder in
der Uniklinik untersuchen zu lassen. Die Blutwerte hatten sich verschlechtert. Horst W. stellte seine Ernährung sofort wieder um. Drei
Wochen später war die Blutanalyse in Ordnung. Zu seinem nächsten Aufenthalt in Thüringen nahm er seine Haaranalyse mit und
lebte danach. Diesmal bekam ihm sein Aufenthalt blendend. Bei
der Rückkehr war der Bluttest immer noch in Ordnung. Und das ist
bis heute so geblieben.

Bluthochdruck
In meiner engeren Umgebung mußte ich schon oft erleben, daß
Männer sich einreden, es ginge ihnen »blendend – so ein bißchen
die Pumpe – aber sonst o. k.« Schnelle Verbrenner, ihr gesamtes
Verhalten, die permanente Unruhe – im Lauf der Jahre bekommt

man einen Blick dafür. Manche sind latente Herzinfarktkandidaten. Streß? Natürlich haben sie Streß, aber schließlich hat doch jeder Streß, oder?

Es gibt nicht viele Möglichkeiten, diese Energiebolzen zum Stillsitzen oder Zuhören zu bewegen. Wenn Sie einmal vor demselben Problem stehen sollten und so einen übertourten Erfolgsmenschen vor dem erhöhten Gesundheitsrisiko warnen wollen, erzählen Sie ihm nichts von erhöhtem Natrium und Kalium oder niedrigem Magnesium. Weisen Sie ihn lieber darauf hin, daß Streß dem Körper Zink entzieht. Und Zinkmangel kann auf die Dauer impotent machen ... Nutzen Sie die Schreckminuten!

Meine bisherigen Untersuchungen zeigen: Schnelle Verbrenner sind stärker von Bluthochdruck bedroht als langsame. Hier vor allem Männer im Alter von 40–60 Jahren. Gleichzeitig liegen häufig erhebliche Schwermetallbelastungen vor.

Ein besonders extremes Beispiel von Bluthochdruck ist der 30jährige Hans B., der auf dringendes Anraten seines Arztes eine Haaranalyse bei mir durchführen ließ. Zu diesem Zeitpunkt hatte der junge Mann, der bei einer Körpergröße von 178 cm immerhin 118 kg Lebendgewicht mit sich herumschleppte, einen Blutdruck von 240/120 mm/HG. Therapie: 4 Tabletten Belocon forte täglich. Hans B. war mittlerweile nicht mehr arbeitsfähig und konnte wegen starker Schwindelgefühle kaum noch alleine laufen. Ein- bis zweimal wöchentlich mußte er wegen unstillbaren Nasenblutens stationär ins Krankenhaus.

Nach zehnwöchiger Ernährungsumstellung ist sein Blutdruck auf 125/60 mm/Hg gesunken.

Schwindelgefühl und Nasenbluten sind völlig verschwunden, und er hat 10 Kilo verloren. Kaum nötig zu betonen, daß sich auch seine Laune in der Zwischenzeit deutlich gebessert hatte. Viel Fleisch mit Sahnesaucen oder Käse überbacken, hatte Hans B. gegessen. Auch wenn manche Ärzte vor allem den hohen Fleisch- und Fettanteil anfangs mit größtem Mißtrauen beobachten, den positiven Auswirkungen dieser Ernährung können sie sich kaum verschließen, denn auch die Blutwerte bessern sich zusehends. Und damit bin ich beim nächsten Thema.

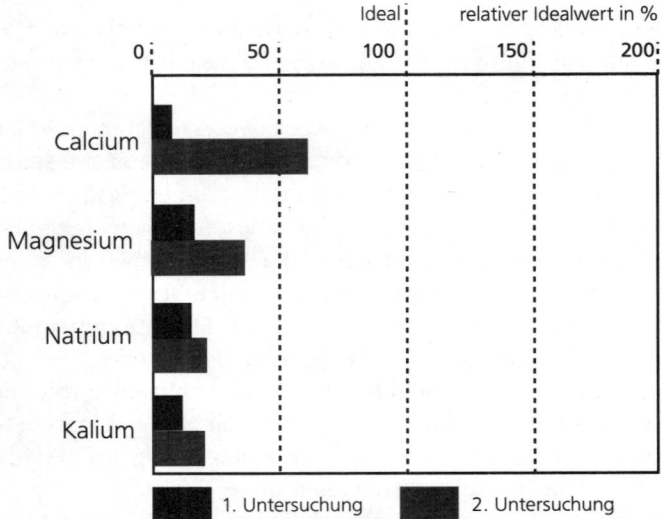

Abb. 18: **Bluthochdruck klingt ab**
Ein schneller Verbrenner auf »Sparflamme«. Nach zehn Wochen sind alle
Elemente angestiegen.

Erhöhter Cholesterinspiegel

Die Frage, ob erhöhte Blutcholesterinwerte vor allem aus körpereigener Produktion oder aus der Nahrung stammen, wird meist zu Lasten von Eiern, Fleisch und Fett entschieden. Sie sind die wichtigsten Cholesterinquellen, und deshalb wird vor ihnen besonders gewarnt. Der Erfolg dieser Diätmaßnahme ist allerdings unbefriedigend. Demgegenüber bringt eine individuell angepaßte Ernährung nach meiner bisherigen Erfahrung durchgängig innerhalb weniger Wochen meßbare Erfolge:

Trotz eines höheren (!) Fleisch- und/oder Eierkonsums geht ein überhöhter Blutcholesterinspiegel zurück, auch wenn – entsprechend der aktuellen Stoffwechselsituation – gleichzeitig mehr Fett verzehrt wird. In anderen Stoffwechselsituationen führt eine weitgehende Einschränkung des Fettanteils zum selben Ergebnis. Auch hier kann gleichzeitig mehr Fleisch, Fisch oder Geflügel verzehrt werden. Eine wissenschaftliche Veröffentlichung meiner bisherigen Ergebnisse befindet sich derzeit in Vorbereitung.

Karl-Heinz R. litt seit fast 5 Jahren an erhöhtem Cholesterin. Inzwischen war sein Wert auf 285 mg/dl heraufgeklettert. Da er außerdem etliche Kilo Übergewicht mit sich herumtrug, machte er sich zunehmend Sorgen, da auch die medikamentöse Behandlung kaum anschlug. Vier Wochen nach der Umstellung seiner Ernährung ließ er wieder ein Blutbild machen. Der Hausarzt war begeistert: »Unter 200. Sehn Sie, jetzt haben wir das Cholesterin doch noch in den Griff bekommen.« Hatten wir tatsächlich. Und zwar mit zwei Fleischmahlzeiten täglich. 4 Kilo hatte Karl-Heinz R. nebenbei verloren. Einige Monate später – Karl-Heinz R. hatte inzwischen wieder mit der Ernährung »geschlampt« – hatten sich sein Mineralmuster und der Cholesterinspiegel (295 mg/dl) wieder deutlich verschlechtert. In den folgenden vier Wochen richtete er sich wieder konsequent nach den Empfehlungen in seiner Analyse. Das Cholesterin ging erwartungsgemäß auch diesmal deutlich zurück (220 mg/dl). Karl-Heinz R.: »In Zukunft werde ich nicht mehr experimentieren. Mein Streß ist jetzt auch weg.«

Den schnellsten Erfolg beim Abbau überhöhter Cholesterinspiegel haben in der Tat die schnellen Verbrenner, die aufgrund der Empfehlungen oft so ziemlich alles essen, was man nach traditionellen Vorstellungen für ungünstig hält.

Erhöhter Ruhepuls
Renate D., in der zwölften Woche schwanger, ließ auf Anraten ihres Arztes, der einen deutlich erhöhten Ruhepuls bei ihr festgestellt hatte, eine Haaranalyse durchführen. Bei dieser Gelegenheit schilderte sie ihre bisherigen Erfahrungen mit verschiedenen Untersuchungen, die die Ursachen des erhöhten Ruhepulses aufklären sollten:
»Der hohe Ruhepuls wurde bei mir schon während der Pubertät bei einer Reihenuntersuchung in meiner Schule festgestellt, allerdings fand ich damals nichts Besonderes dabei.
Ich bin dann bei mehreren Herzspezialisten gewesen, aber eigentlich erhielt ich nie einen Befund oder eine Therapie, die mir irgendwie weitergeholfen hätten.
Die Geburt des ersten Kindes verlief problemlos. Mein Ruhepuls war nach der Geburt für einige Zeit fast völlig normal. Aber diesmal kamen während der Schwangerschaft zu dem wieder

erhöhten Ruhepuls auch noch spürbare Herzbeschwerden dazu. Außerdem bekam ich Wasser in den Beinen.

Diesmal schickte mich mein Arzt in ein bekanntes Herzzentrum, wo alle möglichen Untersuchungen durchgeführt wurden. Auch einen Herzkatheter haben sie mir gelegt. Am Ende des Tages war ich völlig fertig. Aber das Ergebnis hat mir dann erst einen richtigen Schrecken eingejagt: Ein Loch in der Herzscheidewand. Ich war zunächst völlig verzweifelt, entschloß mich dann jedoch, noch einen weiteren Herzspezialisten aufzusuchen. Der beruhigte mich und sagte, die Diagnose sei wahrscheinlich nicht zutreffend, da meine Leistungsfähigkeit ja in keiner Weise beeinträchtigt sei. Da auch er keinen Grund für meinen hohen Ruhepuls und die zunehmenden Herzbeschwerden finden konnte, fragte er mich schließlich, ob ich mir vielleicht irgendeinen Krankheitsgewinn aus dem erhöhten Ruhepuls verspreche.

Zuerst war ich sprachlos, als ich das hörte, dann habe ich mich auf dem Absatz herumgedreht und bin gegangen.«

Soweit der Erfahrungsbericht von Renate D. Die Umstellung der Ernährung nach den Ergebnissen der Haaranalyse brachte ihr schon bald eine Besserung des Zustands. Bereits nach vier Wochen war der Puls auf Werte um 80 abgesunken; nach sechs Wochen hatte er sich völlig normalisiert. Die Entbindung verlief komplikationslos. Aber das war noch nicht alles. Frau D.:

»Seit ich denken kann, hatte ich Schwellungen in den Lymphknoten im Hals und unter der Zunge. Einer dieser Lymphknoten ist operativ entfernt worden, und Gott sei Dank zeigten sich keine bösartigen Gewebsveränderungen. Diese Lymphknotenschwellungen sind mittlerweile völlig verschwunden. Auch muß ich heute kein Thyroxin mehr nehmen, das mir mein Arzt aufgrund einer Schilddrüsenunterfunktion verschrieben hatte. Auch mein extrem niedriger Eisenwert im Blut ist jetzt normal. Während meiner ersten Schwangerschaft hatte ich noch jeden Tag ein Eisenpräparat geschluckt, damals blieb das Eisen im Blut trotzdem niedrig.«

Diabetes
Diabetiker haben im Durchschnitt niedrigere Zink- und Chromspiegel als Personen, die nicht zuckerkrank sind. Zu diesem Ergebnis

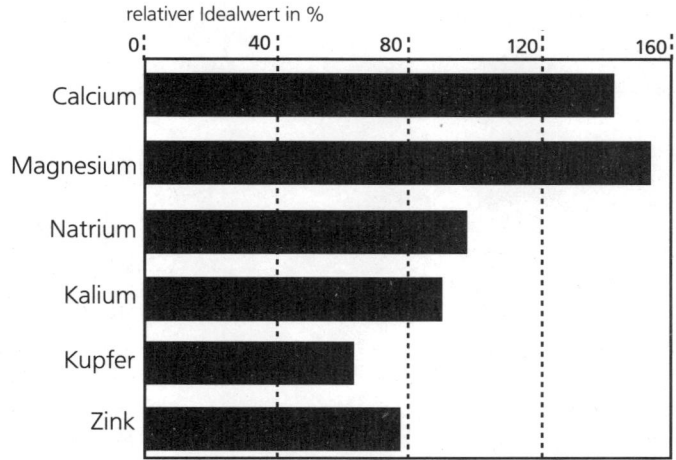

relative Idealwert in %

Abb. 19: **Diabetes – langsamer Verbrenner**
Auffällig ist der relative Magnesiumüberschuß. Die Energieelemente stehen dagegen günstig. Kupfer und Zink sind deutlich erniedrigt.

kamen verschiedene Studien, und auch meine eigenen Untersuchungen bestätigen das. Dem Betroffenen hilft diese Erkenntnis allerdings herzlich wenig. Entscheidend ist: Wie sieht sein ganz persönliches Mineralmuster aus?

Die folgenden Beispiele eines schnellen und langsamen Diabetikers wurden mir von den behandelnden Ärzten zur Verfügung gestellt. Zwei Beispiele, die zeigen, daß eine generelle, diabetesspezifische Kost genauso wenig ausreicht wie eine gesunde Mischkost für den Normalverbraucher. Allein individuell abgestimmte Ernährungsratschläge führen zum gewünschten Erfolg.

Diabetes bei einem langsamen Verbrenner

Eva Z., eine 70jährige Dame, suchte ihren Arzt am 15. 11. 88 auf. Es bestand ein insulinpflichtiger Diabetes. Als Folge sind sämtliche Zehen amputiert worden. Seit eineinhalb Jahren kann Frau Z. kaum noch laufen, weil die Amputationswunden seit der Operation nie richtig abgeheilt sind. Auch eine chirurgische Umschneidung war ohne Erfolg geblieben. Nach dreimonatiger Ernährungsumstellung

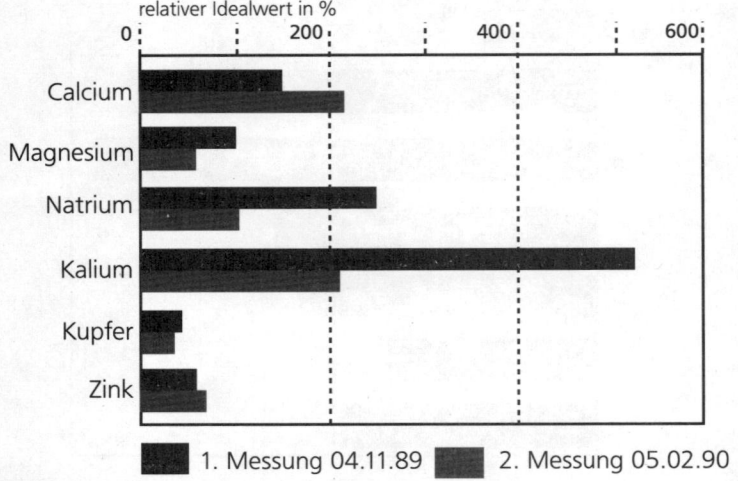

relativer Idealwert in %

1. Messung 04.11.89   **2. Messung 05.02.90**

Abb. 20: **Diabetes – schneller Verbrenner**
Der übertourte Stoffwechsel konnte gedrosselt werden. Bei der zweiten Messung stehen die beiden Gegenspieler Calcium und Kalium bereits wieder in einem ausgeglichenen Verhältnis.

teilt Eva Z. ihrem Arzt mit, daß die Füße geschlossen seien und sie jetzt wieder laufen könne.

Diabetes bei einem schnellen Verbrenner

Völlig andere Ernährungsempfehlungen stellte ich für einen schnellen Diabetiker zusammen, der ebenfalls auf Empfehlung seines behandelnden Arztes eine Analyse bei mir durchführen ließ.
Hubert K. litt neben einem insulinpflichtigen Diabetes unter chronischen Hüftgelenkbeschwerden und Rückenschmerzen. Innerhalb der ersten Wochen der Ernährungsumstellung ißt Hubert K. mehr Fleisch als vorher und freut sich jeden Morgen auf seinen Lieblingskäse. Zwei Wochen später geht es ihm auf der ganzen Linie besser. Nach drei Monaten empfiehlt ihm sein Arzt, aufgrund der deutlich verbesserten Blutwerte, die Insulinzufuhr zu verringern. Hubert K. hatte keine Probleme, die ärztlich empfohlenen Broteinheiten und die Ernährungsempfehlungen in seiner Analyse unter einen Hut zu bringen. Dazu sein behandelnder Arzt in einem Gutachten:
»Insgesamt ist festzustellen, daß die Ernährungsumstellung eine

optimierende Wirkung im Sinne einer verringerten Insulinverab-
reichung bei gleichzeitiger Stabilisierung des Patienten ausgeübt
hat.«

Diagnose: Neurodermitis – ein Kind im Abseits

Marie-Luise V. hatte ihr erstes Kind sehr früh verloren. Als nun Hans
Martin auf die Welt kam, war sie der glücklichste Mensch der Welt.
Allerdings bereitete ihr der Junge schon bald nach der Geburt erste
Sorgen. Er litt unter einer stark juckenden Neurodermitis. Die Ärzte
machten verschiedene Allergietests und stellten fest, daß er fast auf
jedes Nahrungsmittel allergisch reagierte. Die Zusammenstellung
der Nahrung wurde immer schwieriger.

Als Hans Martin vier Jahre alt war, ernährte er sich ausschließlich
von Quark und Kartoffeln. Alles andere wies er inzwischen katego-
risch von sich. Die Mutter war verzweifelt, denn Hans Martin, der
sein Leiden die ganzen Jahre tapfer getragen hatte, sah immer
schlechter aus. Seine Haut war gelblich und blaß, und er zog sich
immer stärker zurück. Zwischendurch bekam er ohne ersichtliche
Gründe immer wieder Wutausbrüche.

Auch Medikamente und Eisenpräparate, die der Arzt verschrieb,
brachten keine Verbesserung.

Das Muster der Fehlernährung

Der behandelnde Arzt empfahl Frau V., eine Haaranalyse durchzuführen und den Jungen zu überreden, wenigstens für ein paar Wochen nach den Ernährungsempfehlungen zu leben.

Überraschend ließ Hans Martin die Haarentnahme ohne jeden Wi-
derstand über sich ergehen. Die Sache interessierte ihn. Als ich
seine Werte sah, war mir klar, woran es ihm fehlte: an fast allem, außer Schwermetallen. Davon hatte er reichlich. Aluminium war um
das Hundertfache gegenüber dem Normalwert erhöht. Die Immunelemente Kupfer und Zink befanden sich in einem deutlichen Ungleichgewicht, und die Makromineralien waren durchweg stark erniedrigt. Solche Mineralkonstellationen entstehen nicht innerhalb
von ein paar Monaten, sondern sind u. a. das Ergebnis von jah-
relanger Fehlernährung.

Hans Martin wird wieder agil

Die Werte waren zwar sehr ungünstig, aber ich konnte die besorgte Mutter trösten. Immerhin wußten wir nun, wo die Probleme lagen und konnten etwas dagegen tun. Allerdings würde das einige Monate dauern. Ob Hans Martin da mitspielen würde?

Anfangs murrte er zwar, aber schon nach einer Woche machte ihm die ganze Sache großen Spaß. Die Nahrungsmittel waren speziell für ihn zusammengestellt worden. Das gefiel ihm. (Siehe Abb. 22)

Sechs Wochen später schrieb mir seine Mutter:

»Hans Martins Befinden hat sich deutlich gebessert. Super! Schon nach zwei Wochen war er nicht mehr so blaß und wurde auch wesentlich lebendiger. Heute ist er agil und topfit. Seine Aggressivität hat stark nachgelassen. Hans Martin ißt inzwischen fast alles, was ich ihm gebe, ohne zu murren. Sein Appetit ist viel besser geworden. Ich habe keinen Anlaß mehr, mit ihm zum Arzt zu gehen. Ich darf gar nicht daran denken, was unserem Sohn bevorgestanden hätte ohne Ihre Analyse.«

Ich frage mich manchmal, wie man bei so extremen Mineralmustern überhaupt helfen kann, wenn nicht über die Ernährung. Hans Martin hatte das Glück, daß sein Arzt diese Möglichkeit kannte. Wie viele Kinder haben dieses Glück nicht?

Gebärmuttermyom

Der Augsburger Frauenarzt Hans Lehmann ist mit mehr als 1000 mittlerweile durchgeführten Haaranalysen einer der erfahrensten Therapeuten im Umgang mit der Ernährungsumstellung nach Plan. Die Erfahrungen und Fallbeispiele, die er bei seinen Patienten in den letzten Jahren sammeln konnte, würden ausreichen, ein eigenes Buch zu füllen.

Hier schildert er das Beispiel einer Patientin, die an einer gutartigen Gebärmuttergeschwulst erkrankt war:

»Die Patientin kommt zu mir mit Schmerzen im Unterbauch, es findet sich eine Geschwulst in der Gebärmutter, so groß wie zwei Männerfäuste. Die Patientin lehnt eine Operation ab. Ich rate ihr, in jedem Fall eine Haaranalyse durchzuführen. Die darin empfohlene Umstellung der Ernährung macht sie anfangs nur zögernd mit. Erst als ich ihr deutlich mache, daß sich dann eine Operation nicht ver-

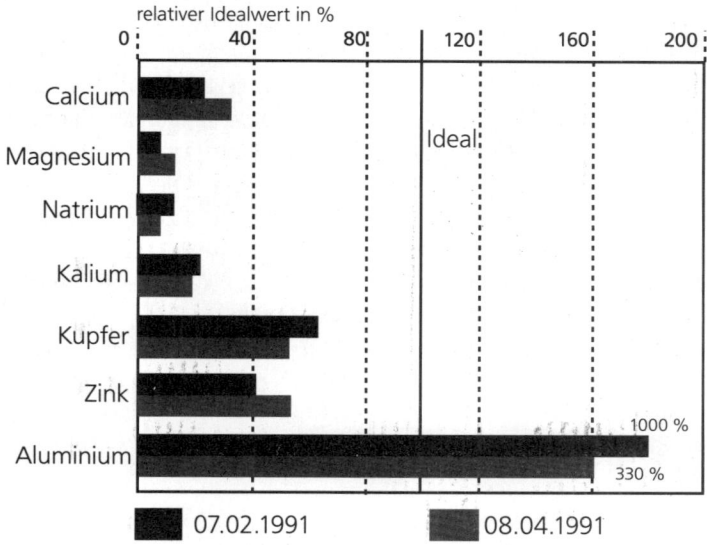

relativer Idealwert in %

| | 07.02.1991 | 08.04.1991 |

Abb. 21: **Am Ende der Kräfte – Neurodermitis, Überaktivität**

Alle Mineralien sind extrem niedrig. Eine besonders schwierige Konstellation, die Zeit und Fingerspitzengefühl erfordert, um den Stoffwechsel allmählich wieder in Bewegung zu bringen. Solche Mineralmuster sind immer über lange Zeiträume entstanden. Auch wenn die Veränderungen während der ersten zwei Monate auf den ersten Blick geringfügig erscheinen, haben sich doch schon wesentliche Stoffwechselblockaden gelöst. Der Abbau der Aluminiumbelastung ist dafür ein genauso zuverlässiges Zeichen wie der Ausgleich des Ungleichgewichts zwischen Kupfer und Zink.

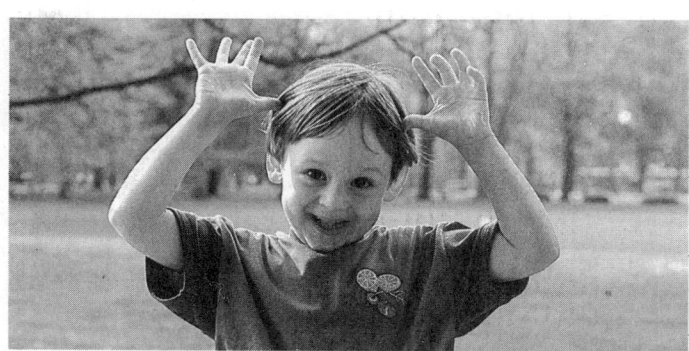

Abb. 22: **Hans Martin ist wieder agil**

145

meiden ließe, hält sie sich strikt an die Empfehlungen. Nach sechs Wochen sucht sie mich erneut mit heftigen Beschwerden im Unterbauch auf. Ich fand die Geschwulst aufgelockert, erheblich vergrößert gegenüber der ersten Untersuchung und druckempfindlich, so daß ich an ein örtliches Absterben von Gewebe denken mußte und die Patientin zur Operation eingewiesen habe. Die Patientin hat sich im Krankenhaus vorgestellt, ist aber dort nicht zum verabredeten Operationstermin erschienen. Es ging ihr in der Zwischenzeit wesentlich besser. Bei einer Nachuntersuchung nach insgesamt zehn Wochen ist die Geschwulst nun deutlich geschrumpft. Es besteht keine krankhaft verstärkte Menstruationsblutung mehr, und die Patientin fühlt sich insgesamt erheblich besser, ruhiger und ausgeglichener. Sie hat inzwischen alle Medikamente abgesetzt.«
Sicher ein ungewöhnliches Beispiel.

Gewichtsprobleme
Mehr als ein Drittel der Deutschen ist übergewichtig. Das Hauptproblem, so sagen Ernährungswissenschaftler, sei die überschüssige Kalorienzufuhr. Aber das Problem bleibt oft genug dasselbe, wenn man die Kalorienzufuhr einschränkt. Man nimmt kurzfristig ein paar Kilo ab, aber an der Ursache des Übergewichts ändert sich dadurch nichts. Aus meiner Sicht besteht das Hauptproblem des Übergewichtigen darin, daß die aufgenommenen Nahrungsmittel nicht optimal verbrannt werden.
Ständiger Heißhunger, nicht nur auf Süßes, ist keine Charakterschwäche, sondern das Ergebnis von Ungleichgewichten des Stoffwechsels. Bei einem ausgeglichenen Stoffwechsel verschwindet auch der permanente Heißhunger wie von selbst. Gummibärchen und Schokolade sind plötzlich unwichtig. Statt dessen wächst der Appetit auf Obst, Gemüse oder Fleisch. So einfach ist das. Und auch den typischen »Schwammeffekt«, der für eine rasche Zunahme nach Beendigung vieler Diäten sorgt, müssen Sie nicht fürchten. Sie nehmen dem Körper schließlich nichts weg, was er sich später wiederholen müßte. Im Gegenteil!
Übergewichtige, die besonders unter dem Süßhunger leiden, sind überwiegend eher langsame Verbrenner. Ihre Gewichtsprobleme zeigen sich vor allem an Po und Oberschenkeln. Besonders Frauen

sind davon betroffen. Im Zuge der Ernährungsumstellung schwinden überschüssige Pfunde gleichmäßig über mehrere Wochen. Dabei werden – ohne Einschränkung der Kalorienzufuhr – im Schnitt etwa 1 bis 2 Kilo pro Woche abgebaut.

Schnelle Verbrenner setzen überschüssiges Fett bevorzugt um den Bauch herum an. Skandinavische Mediziner haben diese verschiedenen Arten von Fettsucht untersucht und kamen ebenfalls zu dem Ergebnis, daß die typisch männliche Form des Kugelbauchs gefährlicher sei als die typisch weibliche mit Fettansatz an den Oberschenkeln.

Schnelle Verbrenner müssen sich völlig anders ernähren als langsame, um abzunehmen. Auch wenn es zunächst schwer verständlich erscheint: Ein Teil des Erfolgs beruht darauf, daß sie relativ fett essen. Trotz einer höheren Kalorienzufuhr purzeln bei ihnen die Pfunde häufig schon innerhalb der ersten drei Wochen. Und sie kehren nicht zurück!

Haarausfall – ein neues Allerweltsleiden?

Gründe für Haarausfall gibt es mehr als genug. Häufig spielen z. B. Schwermetallbelastungen eine Rolle. Aber auch hohe Calciumspiegel können Haarausfall begünstigen, vor allem, wenn das Haar bereits brüchig ist. Im Schnitt, so zeigten meine Untersuchungen, sind vor allem langsame Verbrenner mit besonders niedrigen Natrium- und Kaliumspiegeln von Haarausfall betroffen.

Wenig Erfolgsaussichten bestehen heute noch bei der Bekämpfung der typischen Männerglatze, die wahrscheinlich erblich und hormonell bedingt ist.

Frauen dagegen berichten mir immer wieder, daß ihr Haarausfall, der häufig plötzlich und aus kaum erklärlichen Gründen aufgetreten war, nach einer mehrwöchigen Ernährungsumstellung deutlich nachläßt. Ob das nun eine Sonderform von Haarausfall ist, kann ich nicht beurteilen. Deswegen bin ich heute noch vorsichtig, wenn ich gefragt werde, ob man durch individuelle Ernährung auch Haarausfall stoppen kann. Dem Stoffwechsel hilft's in jedem Fall.

Susanne D. hatte einen Calciumspiegel über 1000 mg/kg bei ihrer ersten Haaranalyse. Natrium und Kalium waren bei ihr gleichzeitig

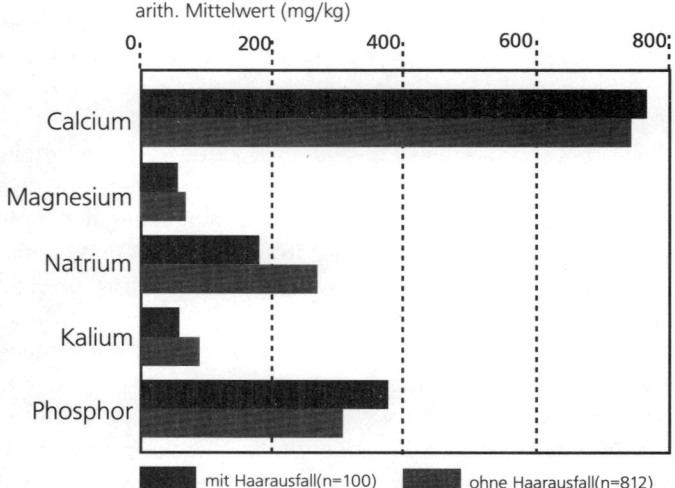

arith. Mittelwert (mg/kg)

mit Haarausfall(n=100)   ohne Haarausfall(n=812)

Abb. 23: **Mittelwertvergleich von Mineralien bei Personen mit Haarausfall und ohne Haarausfall**
Personen mit Haarausfall haben im Schnitt niedrigere Energieelemente und höhere Phosphorwerte als Personen, die nicht unter Haarausfall leiden.

besonders niedrig. Sechs Wochen, nachdem sie die Ernährung umgestellt hatte, schrieb sie mir in einem Brief:
»Meine Migräne hat sich schon nach zwei Wochen deutlich gebessert, und ich kann nachts besser schlafen. Nach vier Wochen war auch mein Haarausfall zurückgegangen. Vorher hatte ich fast ein Jahr lang jeden Morgen büschelweise Haare in meiner Haarbürste. Das Haar ist jetzt auch irgendwie elastischer geworden.«

Hyperaktivität bei Kindern
Kinder müssen aktiv sein und brauchen Bewegung. Überaktivität jedoch führt zu Streß. Nicht nur bei den betroffenen Kindern, sondern auch bei ihren Eltern, Geschwistern, Freunden und Lehrern. Weit über eine halbe Million Kinder in Deutschland bezeichnet man als hyperaktiv. Ein großer Teil von ihnen erhält Psychopharmaka, Medikamente gegen Unruhe, Aggressivität, Schlaflosigkeit, Lernstörungen usw. Diese Zahlen sind genauso erschreckend wie die persönlichen und familiären Tragödien, die sich dahinter verbergen. Ernährungsbedingte Entgleisungen des Stoffwechsels

und Schwermetallbelastungen sind mitverantwortlich für diesen Zustand.

Schnellen Kindern geht es schneller besser...
Etwa 40% der von mir untersuchten hyperaktiven Kinder zählten bei der Erstuntersuchung zum schnellen Verbrennungstyp. Gegenüber langwierigen medikamentösen Behandlungen besteht der besondere Vorteil der Ernährungsumstellung darin, daß schon innerhalb weniger Wochen eine sichtbare und vor allem fühlbare Stoffwechsel-Harmonisierung eintritt, die u. a. begleitet wird von einem raschen Abklingen der permanenten motorischen Unruhe.

...Langsame Kinder brauchen länger
Mehr Geduld braucht man bei Kindern, die dem langsamen Verbrennungstyp angehören. Hier sind häufig neben hohen Calciumüberschüssen Schwermetallbelastungen zu beobachten, insbesondere bei den Elementen Blei, Quecksilber und Aluminium. In diesen Fällen kann es bis zu sechs Wochen dauern, bevor ein deutliches Abklingen der geschilderten Symptome zu beobachten ist.
Ich empfehle den Betroffenen dringend, eine oder zwei Wiederholungsanalysen innerhalb der empfohlenen Zeiträume durchzuführen, damit die Zusammenstellung der Nahrungsmittel immer wieder neu an die sich ändernden Stoffwechselbedingungen angepaßt werden kann.

Zurückgeblieben?
Der 9jährige Konstantin bereitete seinen Eltern und Lehrern zunehmende Schwierigkeiten. Obwohl alle den Jungen für aufgeweckt hielten, fiel er in letzter Zeit in der Schule durch Konzentrationsstörungen und schlechte Leistungen auf.
Nach etwa einem halben Jahr äußerte Konstantins Klassenlehrer im Gespräch mit seiner Mutter resigniert: »Vermutlich ist das Kind zurückgeblieben, und wir sollten überlegen, ob es nicht besser die Schule wechselt.«
Die verzweifelten Eltern, die schon bei mehreren Ärzten nach Heilung gesucht hatten, entschlossen sich auf Anraten ihrer Heilpraktikerin zur Durchführung einer Haaranalyse.

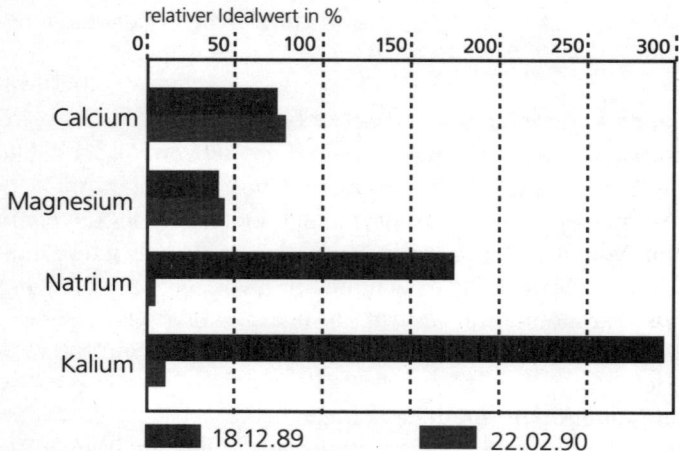

relativer Idealwert in %

■ 18.12.89　　**■ 22.02.90**

Abb. 24: **Zwei Monate ohne Süßigkeiten**
Die Hyperaktivität ist verschwunden
Natrium und Kalium haben ihren dominierenden Einfluß auf den Stoffwechsel verloren.

Konstantin war, wie Sie sehen, zunächst ein schneller Verbrenner. Auffallend ist der extrem hohe Aluminiumwert. Der 9jährige Junge naschte damals regelmäßig Süßigkeiten, obwohl es ihm seine Eltern strikt verboten hatten.

Natürlich ist es schwierig, Kindern im Alter von Konstantin oder auch jünger, klarzumachen, daß sie ihre Ernährung umstellen müssen, damit es ihnen besser geht. So »kämpften« Konstantins Eltern zunächst auch einige Tage mit dem Jungen, bis sie ihn davon überzeugt hatten, daß es sich lohnt, anders zu essen als bisher und wenigstens für einige Wochen auf Süßigkeiten zu verzichten.

Nach zehn Wochen war Konstantins Mineralmuster umgekehrt. Er war jetzt ein langsamer Verbrenner. Im selben Zeitraum ging auch der Aluminiumwert fast um die Hälfte zurück. Die Eltern: »Die Hyperaktivität ist völlig verschwunden. Der Junge ist wie ausgewechselt. Auch in der Schule hat er jetzt kaum noch Probleme und bringt auch wieder gute Noten mit nach Hause. Natürlich freut sich Konstantin darüber genauso wie wir. Er erzählt überall ganz stolz, daß er sich jetzt ganz bewußt ernährt.«

Schön, wenn man in zehn Wochen so viel über Ernährung lernen kann.

Auch wenn hyperaktive Kinder oft besonders hohe Schwermetallwerte haben, halte ich es letzten Endes für müßig, darüber zu grübeln, ob unsere Umwelt daran schuld ist. Entscheidend ist, daß man über eine gezielte Zusammenstellung der Nahrung diese Schwermetallbelastungen abbauen kann und die Kinder sich wieder wohl fühlen.

Morbus Crohn – nach 36 Stunden ohne Beschwerden

Der 34jährige Herbert J. rief auf Empfehlung einer Bekannten an. Ob eine Haaranalyse in seinem Fall überhaupt Sinn hätte, wollte er wissen. 1983 stellte man bei ihm erstmals die Diagnose Morbus Crohn, eine Krankheit, bei der eine permanente Reizung der Darmschleimhaut besteht, die u. a. zu ständigen Durchfällen führt.

»Auf den Strecken, die ich beruflich regelmäßig bereise, kenne ich mittlerweile jede Toilette in bis zu zehn Kilometern Entfernung von der Reiseroute«, stellte der junge Mann resigniert fest. Jahrelang war er mit Azulfidine und Cortison behandelt worden: »Am Anfang halfen die Medikamente ja meistens, auch wenn die Dosierung immer weiter gesteigert werden mußte. Aber schließlich bekam ich 1990 einen neuen Schub und hatte acht bis neun Durchfälle täglich. Mein Arzt verschrieb mir Libdan, aber das half immer nur für zwei Tage.«

Drei Wochen nach Erhalt seiner Analyse rief Herbert J. bei mir an: »Ob Sie es glauben oder nicht, 36 Stunden nach der Ernährungsumstellung hatte ich keine Durchfälle mehr. Ich kann es kaum glauben. Cortison habe ich mittlerweile völlig abgesetzt. Sie können sich nicht vorstellen, was das für mich bedeutet.«

Seitdem ist Herbert J. beschwerdefrei geblieben. Ähnliche Erfahrungen – allerdings nicht in so extrem kurzer Zeit – schildern mir auch Ärzte, die ihren Patienten mit vergleichbaren Darmerkrankungen (Colitis) eine Haar-Mineral-Analyse empfohlen hatten.

Migräne – der stechende Dauerschmerz

Migräne kann den Alltag zur Qual machen. Stechende Kopfschmerzen, die auch mit starken Medikamenten nur vorübergehend erträglicher werden. Mehr als 1 Million Menschen leiden in Deutschland darunter. Auf die Dauer kann Migräne mürbe machen. Von hochkarätigen Medizinern, die es eigentlich besser wissen sollten, habe ich zwischenzeitlich die haarsträubende Feststellung gehört, Migräne sei grundsätzlich nicht heilbar. Bestenfalls könne man – und das ausschließlich mit Betablockern, Schmerzmitteln und solchen gegen Übelkeit – die Beschwerden zeitweilig lindern. Es ist nicht immer einfach, die Fassung zu bewahren...

Ich habe viele Betroffene erlebt, die reizbar, weinerlich oder sogar depressiv waren. Ich konnte ihnen nicht nur Mut machen. Lesen

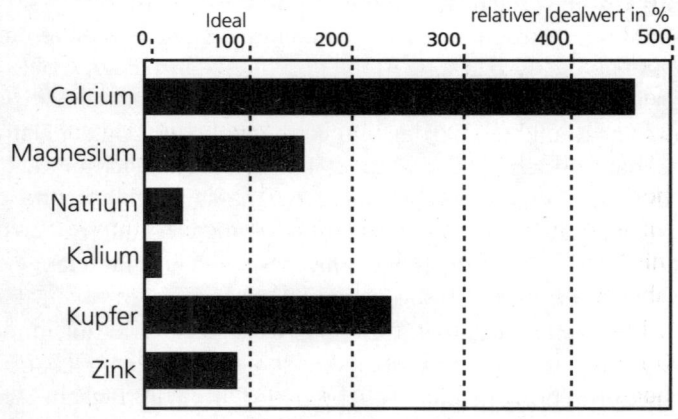

Abb. 25: **Calcium- und Kupferüberschüsse bei Migräne**
Ähnlich hohe Calciumwerte finden sich bei Männern wesentlich seltener. Auch der relative Kupferüberschuß begünstigt die Entstehung von Migräne.

Sie, welche Erfahrungen Gerlinde K., die jahrelang unter einer schlimmen Migräne gelitten hatte, machte:
»Liebe Frau Akerberg,
Sie haben aus mir wieder einen lebensfrohen Menschen gemacht. Seit 18 Jahren litt ich an schwerster Migräne. Ich hatte jede Art von Untersuchung: Schädel-Ct, Neurologie, Neuraltherapie, Blockade des Trigeminus, autogenes Training, HWS-Chirotherapie und einiges mehr, aber es half nichts. Mit massenhaft Tabletten, Zäpfchen und Spritzen hatte ich mich langsam aber sicher vergiftet. Die Auswirkungen: diverse Karbunkel, Furunkel und Ekzeme. Ich verzwei-

felte langsam. Kein Arzt konnte mir helfen. Außerdem litt ich die letzten drei Monate an extremer Schlaflosigkeit. Mein Hausarzt verschrieb mir diverse Tabletten, aber es half nichts. Als ich Ihren Ernährungsplan erhielt, stellte ich mich sofort um und merkte schon nach drei Tagen die ersten Auswirkungen. Nach zwei Wochen konnte ich schon vier bis fünf Stunden durchschlafen. Die Ekzeme heilten schnell ab. Nach sieben Wochen kann ich nun sagen, mir geht es so gut wie lange nicht mehr, und ich bin fast völlig beschwerdefrei. Nochmals vielen Dank!
Ihre Gerlinde K.«

Osteoporose
Knochenschwund wird diese »Alterskrankheit« im Volksmund genannt. Die Ursachen ihrer Entstehung sind leider noch ziemlich unklar. Man weiß allerdings, daß es dabei zu Calciumverlusten des Knochengewebes kommt. Dadurch werden die Knochen weicher und anfälliger für Brüche. Ob allerdings diese Calciumverarmung tatsächlich immer mit einer unzureichenden Calciumzufuhr über die Nahrung zusammenhängt, wie viele Ernährungswissenschaftler sagen, bezweifle ich inzwischen stark.
Bei 20 Personen, die unter Osteoporose litten, fand ich Erstaunliches heraus: Es waren überwiegend langsame Verbrenner mit teilweise sehr hohen Calciumüberschüssen. Im Vergleich zu Personen ohne Osteoporose war ihr Phosphorspiegel im Schnitt deutlich erhöht. Phosphor ist bekanntlich ein wichtiger Gegenspieler des Calciums.
Der Ratschlag, bei diesen Personen die Calciumzufuhr zu reduzieren, erzeugt bei Medizinern gelegentlich erhebliche Skepsis oder gar entschiedenen Widerspruch. Allerdings liegen bis heute noch keine klinischen Studien vor, in denen eine gezielte Herabsetzung der Calciumzufuhr über einen längeren Zeitraum untersucht wurde. Aus meiner persönlichen Erfahrung kann ich auf eindrucksvolle Beispiele dafür verweisen, daß eine Ernährungsumstellung mit zeitweiligem Verzicht auf Milchprodukte zu einer deutlichen Verbesserung der Knochendichte beitrug. Die Ergebnisse laufender Studien bleiben abzuwarten, aber die Einzelbefunde zeigten, daß weniger Calcium aus der Nahrung durchaus mehr Calcium für die

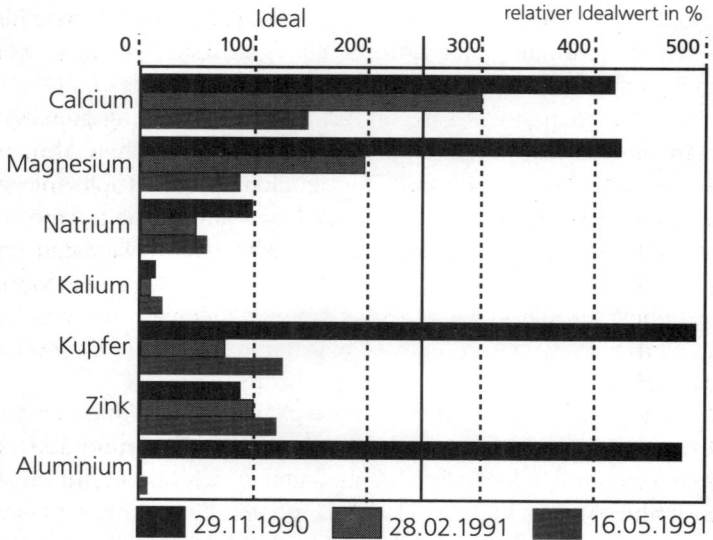

Calcium
Magnesium
Natrium
Kalium
Kupfer
Zink
Aluminium

29.11.1990   28.02.1991   16.05.1991

Abb. 26: **Osteoporose – Abbau von Calciumüberschüssen**
Mit dem Abbau von Calcium und Kupfer verbessert sich das Befinden und die Knochendichte.

Knochen bedeuten kann. Was natürlich nicht ausschließt, daß es in Einzelfällen nötig sein kann, eine calciumreiche Ernährung zu empfehlen. Das folgende Beispiel spricht für sich.

Wilhelmine K. litt bereits seit mehreren Jahren an den Folgen einer fortschreitenden Osteoporose: »Fast den ganzen Tag hatte ich starke Rückenschmerzen. Nachdem die Beschwerden trotz Langzeitbehandlung mit Östrogen und Calciumpräparaten immer schlimmer wurden, mußte ich schließlich die Ausübung meines Berufes aufgeben. Ich wurde zu 100% arbeitsunfähig geschrieben und ›in Rente geschickt‹. Im November 1990 wurde in der Uniklinik München erstmals eine Knochendichtemessung durchgeführt. Ergebnis: Nur noch 57%. Der Orthopädie-Professor riet mir wegen der fast unerträglichen Schmerzen zu einer Bandscheibenoperation. Wenn ich heute daran denke, daß ich damals schon zugestimmt hatte, läuft mir noch nachträglich ein Schauer über den Rükken. Durch Zufall nahm ich damals an einem Vortrag von Frau Akerberg teil, bei dem auch ein Arzt anwesend war, der schon positive Erfahrungen mit der Ernährungsumstellung bei Osteoporose gemacht hatte. Hätte er mich nicht so eindringlich vor der Operation, die in der darauffolgenden Woche erfolgen sollte, gewarnt, wäre ich bestimmt ins Krankenhaus gegangen.«

Wilhelmine K. hatte in dieser ersten Analyse erwartungsgemäß einen hohen Calciumüberschuß. Der wurde, wie Sie sehen, kontinuierlich abgebaut, genauso wie der deutlich erhöhte Kupferspiegel.

Wilhelmine K.: »Nach etwa zwei Wochen gingen die Schmerzen merklich zurück, so daß ich einige Stunden durchschlafen und leichte Tätigkeiten im Haushalt ausüben konnte. Nach zwei Monaten konnte ich schon längere Spaziergänge machen. Vier Wochen nach Erhalt der zweiten Analyse unternahm ich wieder Bergtouren und konnte 30 Kilometer mit dem Fahrrad fahren.«

Die Ergebnisse der zweiten Knochendichtemessung ergaben eine Verbesserung von 57% auf 67%. Der behandelnde Orthopäde, der einen Lehrstuhl in München innehat, zeigte sich überrascht. So etwas habe er noch nie in so kurzer Zeit beobachtet. Er riet zu einer Fortsetzung der Ernährungsumstellung. Mit Erfolg. Etwa ein halbes Jahr später betrug die gemessene Knochendichte 99%!

Wilhelmine K. ist inzwischen wieder ins Berufsleben zurückgekehrt.

Schwangere Frauen – Neugeborene
In Zeiten weitverbreiteter Fehlernährung und Umweltbelastung kommt der Gesundheitsvorsorge während der Schwangerschaft besondere Bedeutung zu. Die Haaranalyse kann entscheidend dabei helfen, Stoffwechselstörungen und Mangelzustände, die sich ungünstig auf das werdende Leben auswirken könnten, zu erkennen. Durch die Untersuchung unterschiedlicher Haarabschnitte ist es sogar möglich, Aussagen über drohende gesundheitliche Beeinträchtigungen und Umweltbelastungen zu machen. Eine gesundheitliche Vorsorgemaßnahme, der nach meiner Überzeugung eine große Zukunft bevorsteht, weil Schwangerschaftsrisiken oft früher erkannt und vermindert werden können.

Einseitige Ernährung für Mutter und Kind?
Eine junge Ärztin rief mich an, weil sie sich Sorgen machte, daß ihre manchmal recht einseitige Ernährung während der Schwanger-

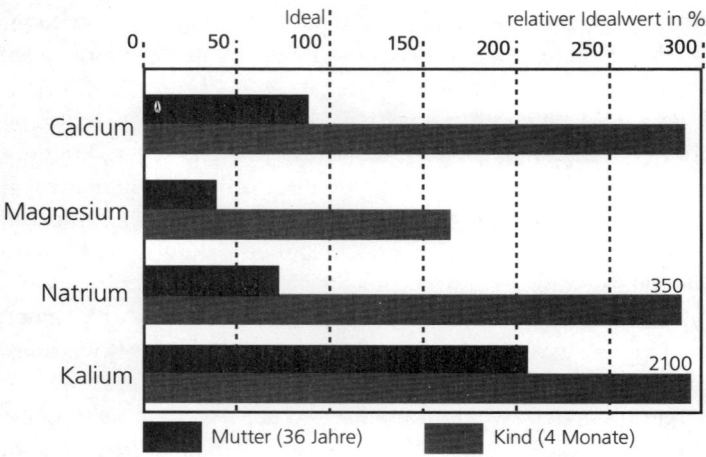

Abb. 27: **Mutter und Säugling – die Muster ähneln sich**
Nahezu parallel verlaufen die Mineralverhältnisse von Mutter und Tochter.
Der Stoffwechsel des Mädchens ist allerdings wesentlich stärker übertourt.

schaft möglicherweise ihr Baby in Mitleidenschaft gezogen haben könnte. Sie selbst fühlte sich seit der Geburt des Kindes unausgeglichen und ruhelos. Auch bei dem Säugling, der nur wenige Stunden durchschlief, fiel ihr eine ständige Unruhe auf.

Die Haare der Mutter und die von ihr gesammelten Fingernägel des Babys wurden analysiert, und es zeigten sich – kaum überraschend – sehr ähnliche Mineralmuster bei Mutter und Kind. Beide waren schnelle Verbrenner.

Inwieweit die Ernährung der Mutter während der Schwangerschaft sich auf den Stoffwechsel des Neugeborenen auswirkt, bedarf natürlich weiterer Untersuchungen. Augenblicklich führe ich – gemeinsam mit einem Frauenarzt – eine Erkundungsstudie durch. Sicher ein ganz besonders spannendes Thema.

Eineiige Zwillinge

Ein Ergebnis, das mich zunächst überraschte, brachte die Untersuchung bei zwei 6jährigen Jungen, die als eineiige Zwillinge zur Welt gekommen waren. Den Eltern war aufgefallen, daß einer der beiden in letzter Zeit aggressiver geworden war und auch recht lustlos zur Schule ging. Von frühester Kindheit an waren die Geschwister zusammen. Beim Spielen, im Kindergarten und natürlich auch bei den täglichen Mahlzeiten. Trotzdem war der eine ein schneller und der andere ein langsamer Verbrenner.

Vielleicht hatte sich ja der schnelle Verbrenner einen heimlichen Vorrat an Süßigkeiten zugelegt. Sicher ist jedenfalls, daß der Verbrennungstyp weder vererbbar noch Schicksal für alle Zeiten ist.

Augen auf bei Babykost!

Meine langjährigen Erfahrungen mit Kleinstkindern im Säuglingsalter lassen vermuten, daß manche Probleme im Zusammenhang mit Überaktivität und Schlafstörungen der Kleinen mit einer frühzeitigen Fehlernährung zu tun haben. Vor allem Fertiggerichte mit hohem Obst- und Gemüseanteil werden manchmal bedenkenlos einseitig verfüttert. Die Eltern meinen es bestimmt gut mit ihren Kindern, wenn sie ihnen viel Obst und Gemüse geben. Aber einen Gefallen tun sie ihnen damit nicht in jedem Fall. Wenn der Stoffwechsel bereits übertourt ist, kann zu viel Obst oder Gemüse mehr schaden als nutzen.

Bei Kleinstkindern konnte ich Natrium- und Kaliumüberschüsse im Haar finden, die man in dieser Höhe sonst fast nur bei Tieren antrifft, die von Fertigfutter leben.

Manchem »Zappel-Philipp« wäre mit einer Umstellung der Ernährung leichter zu helfen als mit ständigen Ermahnungen, endlich einmal still zu sitzen.

Vegetative Dystonie – mehr als Verlegenheitsdiagnose?

Kennen Sie das? Ständige Erschöpfungszustände, Schlafstörungen, Kopfschmerzen, Kreislaufbeschwerden, Lustlosigkeit oder gar Depressionen. Sie waren schon bei den verschiedensten Fachärzten und haben sich nach allen Regeln der Kunst, von Kopf bis Fuß durchchecken lassen. Ergebnis: ohne Befund. Familie und Bekanntenkreis haben allmählich ihre Zweifel, ob Sie ihnen nicht ständig irgendein Theater vorspielen, denn wenn die Blutwerte sagen, man sei gesund, dann hat man schließlich auch gesund zu sein, oder? Herta D., eine 42jährige Lehrerin, schildert ihre Erfahrungen mit

diesem leidigen Thema: »Ich fühlte mich seit einigen Monaten energielos und müde, benommen, geistig auf dem Tiefpunkt und depressiv. In den Medien heißt es immer, man soll Vollwertkost essen,
am besten ein Körnergemisch selbst mahlen. Seit fünf Jahren hatte
ich mich so ernährt. Inzwischen hatte ich Unterleibsschmerzen,
weinte oft aus unersichtlichen Gründen und hatte kaum noch Le-
bensmut. Von ärztlicher Seite wurde nichts gefunden. Zuletzt bekam ich den Rat, einen Psychiater aufzusuchen.
Im Juli stellte ich dann meine Ernährung aufgrund der Analyse von
Frau Akerberg um. Schon nach drei Tagen ohne Körnermahlzeiten
merke ich, wie es mir besser geht. Nach und nach hören die Wein-
krämpfe auf, die Depressionen und der Druck im Unterleib ver-
schwinden. Ich weiß nicht, wie es damals mit mir weitergegangen
wäre, wenn ich keine Analyse gemacht hätte.«
Eines ist sicher: So wie dieser Frau geht es vielen. Sie sind ratlos, weil
niemand herausfindet, was ihnen fehlt. Sie fühlen sich schlecht,
aber man bezweifelt ihre Beschwerden. Schließlich sind Blut- und
Urinwerte völlig in Ordnung. Aber ihre Beschwerden sind nicht ein-
gebildet. Mit Hilfe der Haaranalyse lassen sich viele Störungen auf-
decken, die im Blut nicht zu erkennen sind. Auch Ernährungsfehler
sind leicht zu erkennen und vor allem: Sie können durch eine individuell angepaßte Ernährung korrigiert werden.

Eine letzte Anmerkung

Ich habe Ihnen nur einige Beispiele dafür vorgestellt, was eine Harmonisierung des Stoffwechsels bewirken kann. Die Reihe ließe sich
beliebig fortsetzen. Natürliche Nahrungsmittel, das beweist meine
langjährige Erfahrung, können entscheidenden Einfluß auf die Mobilisierung der Selbstheilungskräfte des Körpers nehmen. Sie richten
sich nicht gegen Krankheiten, sondern helfen, Ungleichgewichte
des Stoffwechsels zu korrigieren. Verbesserungen des Befindens
zeigen sich deshalb auch nicht allein darin, daß bestimmte Symptome abklingen. Das Erleben dieser Harmonie betrifft den ganzen
Menschen. Nicht nur Depressionen klingen ab, oder Hautprobleme, Übergewicht, Bluthochdruck etc., sondern Sie fühlen
gleichzeitig, daß Sie ausgeglichener und lebensfroher sind. Kann
man mehr von einer gesunden Ernährung erwarten?

Ärzte, mit denen ich zusammenarbeite, haben in den letzten Jahren auch bei schwerkranken Menschen, z. B. Krebs- und Aidspatienten, Haaranalysen durchführen lassen und die Ernährung entsprechend meinen Empfehlungen umgestellt. Die Ergebnisse waren nicht weniger interessant als die hier dargestellten Beispiele. Die Erfahrung, daß natürliche Nahrungsmittel in der Endphase verschiedener Krankheiten, nicht mehr ausreichen, um die Selbstheilungskräfte zu mobilisieren, blieb mir dabei nicht erspart. Die Kraft zum Heilen hat nur der Körper selbst. Wenn diese Kraft erlischt, können auch Nahrungsmittel das Unvermeidbare nicht verhindern.

Nach Vorträgen werde ich oft von Menschen angesprochen, die mir ihre ganz persönlichen Beschwerden schildern und dann fragen: »Glauben Sie, daß mir Ihre Ernährungsmethode auch helfen könnte?« Wieso nicht? – ist meine Antwort. Essen müssen Sie ohnehin. Da kann es nur nutzen, wenn Sie genau das zu sich nehmen, was Ihr Körper augenblicklich besonders gut gebrauchen kann, um Ungleichgewichte des Stoffwechsels zu korrigieren. Ich habe jedenfalls noch nie erlebt, daß Menschen mit einem ausgeglichenen Stoffwechsel ernsthaft krank sind.

Kapitel XI
Gesundheit und Leistung, zwei Seiten derselben Medaille

Die Haar-Mineral-Analyse im Sport

Sport ist gesund. Soviel ist sicher. Die Zahl der aktiven Freizeitsportler in unserem Lande geht in die Millionen, und der Trend ist ungebrochen. Von regelmäßiger Frühgymnastik über den Trimm-Trab bis hin zum schweißtreibenden Muskeltraining reichen die Aktivitäten der Fitneß-Jünger. Sport bringt nicht nur den Stoffwechsel in Schwung, sondern kann auch dazu beitragen, gesundheitliche Risiken wie Stoffwechselerkrankungen und Haltungsschäden herabzusetzen. Nicht weniger wichtig ist wohl, daß intensive körperliche Bewegung ganz einfach Spaß macht und ein wertvoller Ausgleich für beruflichen und Alltagsstreß ist.
Wissenschaftler haben sogar nachweisen können, daß während der sportlichen Aktivität und auch noch danach die Ausschüttung körpereigener »Glückshormone«, der sogenannten Endorphine, zunimmt.

Die Dosierung macht's
Die körperliche Leistungsfähigkeit läßt sich durch regelmäßiges Training spürbar steigern, denn die sportlich beanspruchten Körperzellen passen sich recht schnell an die erhöhten Anforderungen an. So vergrößern sich z. B. die Kohlenhydratspeicher der Muskulatur, die Sauerstoffzufuhr verbessert sich, und als sichtbares Zeichen für mehr aktive Körpersubstanz werden auch die Muskeln dicker. Allerdings macht es auch hier die richtige Dosierung. Eine Überforderung führt nicht nur zu Muskelkater, sondern kann auch im wahrsten Sinne des Wortes an die Substanz gehen. Plötzlich auftretende Gewichtsverluste sind ein ebenso zuverlässiges Warnsignal wie zunehmende Trainingsunlust und Verletzungsanfälligkeit.

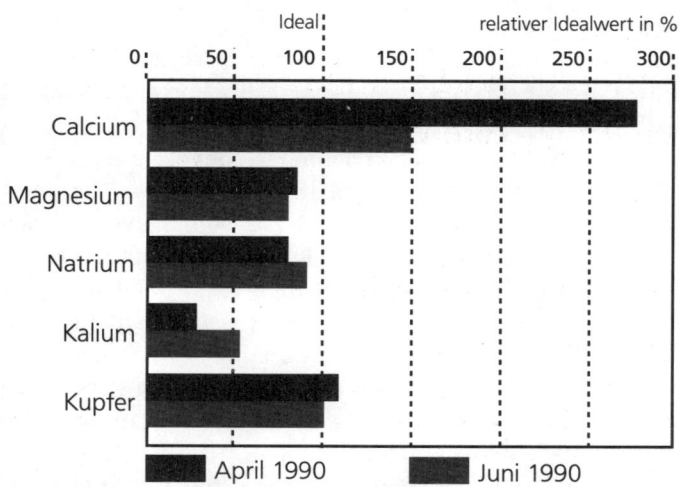

Ideal | relativer Idealwert in %

0 : 50 : 100 : 150 : 200 : 250 : 300 :

Calcium

Magnesium

Natrium

Kalium

Kupfer

■ April 1990   ■ Juni 1990

Abb. 28: **Ein fast ausgeglichener Stoffwechsel für 100 Kilometer Marathon ohne Muskelkater**

Innerhalb von acht Wochen ist Calcium fast um die Hälfte zurückgegangen. Auch die Energieelemente sind angestiegen und der Kupferüberschuß abgebaut.

Wundermittel – Nahrungsmittel

Natürlich ist es längst kein Geheimnis mehr, daß die Ernährung für die Erholung nach dem Training und die Steigerung der körperlichen Leistungsfähigkeit besonders wichtig ist. Mittlerweile hat sich sogar ein florierender Markt der Sporternährung etabliert. Vom Elektrolytdrink bis zum Proteinkonzentrat reicht die Angebotspalette. Die Hoffnung, man könne sich gegenüber dem sportlichen Mitbewerber einen, wenn auch nur winzigen Ernährungsvorteil durch Wundermittel ergattern, ist längst nicht mehr auf den Leistungssport beschränkt.

Sind natürliche Nahrungsmittel nicht mehr gut genug?

Das Beispiel eines 39jährigen Beamten, der sich mit Leidenschaft dem Marathonlauf verschrieben hat, beweist das Gegenteil. Seit drei Jahren bereitet er sich auf die ihm wichtigen Wettkämpfe nicht nur durch intensives Training, sondern auch durch natürliche Ernährung auf der Grundlage einer Haaranalyse vor.

Seine ersten Erfahrungen beschrieb Peter S. in einem Brief:

161

»Sehr geehrte Frau Akerberg,
jetzt, nach der ersten Analyse, fühle ich mich so wohl wie sechs
Jahre zuvor nicht mehr. Auch meine Muskelbeschwerden sind völlig verschwunden.
Hier in Stichworten meine tollen Erfahrungen beim letzten 100-km-Lauf, an dem ich teilgenommen habe:
Bis Ende April sehr schlecht gefühlt. Konnte nicht trainieren! Nach
Erhalt der Haaranalyse fühlte ich mich von Woche zu Woche
wohler. Fünf Wochen intensives Training bis zum Wettkampf (neben der Arbeit). Keine Zusatzmittel und Zusatzgetränke genommen! Nur normale Kost nach der Haaranalyse.
Start 22:00 Uhr. Fühlte mich sehr wohl – bekam ein stark ausgeprägtes Hochgefühl, viel Selbstvertrauen (dank Haaranalyse). Lief
gleichmäßig durch.
1 bis 50 km – 4 Stunden 18 Minuten, 50 bis 100 km – 4 Stunden 23
Minuten. War im Ziel nicht erschöpft!
War nicht todmüde, muskulär topfit und bekam keinen Muskelkater. Unglaublich! War auch die Tage danach nicht müde.
Herzliche Grüße
P.S.«

Mehr Leistung gleich mehr Gesundheit?
Bevor ich die ersten Haaranalysen bei deutschen Hochleistungssportlern durchführte, war ich der festen Überzeugung, daß junge
Menschen, die ihrem Körper fast täglich Höchstleistungen abverlangen, sich eigentlich besser ernähren sollten als der Durchschnittsbürger. Das Ergebnis meiner ersten Befragungen fiel allerdings ausgesprochen ernüchternd aus. Kaum einer der befragten
Sportler aß regelmäßig Fleisch, dafür standen bei allen Spaghetti,
Süßigkeiten, Colagetränke und Käsebrötchen auf dem täglichen Ernährungsfahrplan.
Als ich diesen Sportlern zum erstenmal persönlich auf dem Sportplatz begegnete, fiel mir nicht nur auf, daß die meisten eine blasse
Haut und kalte Hände hatten, sie entsprachen auch in ihrem gesamten Auftreten so gar nicht dem Bild, das ich mir von jungen, dynamischen Sportlern gemacht hatte.

Die Mineralmuster zeigten erwartungsgemäß, daß die weitaus größte Zahl unter ihnen langsame Verbrenner mit hohen Calciumüberschüssen waren. Gleichzeitig lagen die Haarspiegel der Energiemineralien Natrium und Kalium besonders niedrig, eine denkbar ungünstige Ausgangslage für sportliche Höchstleistungen.
Inzwischen habe ich Mineralmuster von Boxern, Ringern, Schwimmern, Gewichthebern, Leichtathleten, Skiläufern und vielen anderen Hochleistungssportlern gesehen. Viele unter ihnen zeigten bei Erstuntersuchungen ein ähnliches Bild.

Körnermüslis für Spitzenleistungen?
Einige jedoch ernährten sich sehr bewußt, aber leider nicht besser als die meisten anderen. Trotz des täglich frisch zubereiteten Körnermüslis und der regelmäßigen Verabreichung von Vitamin- und Mineralpräparaten waren die Energieelemente nicht höher als bei den anderen Sportlern. Eine Ernährung mit viel Milchprodukten und weitgehendem Fleischverzicht, die auch heute noch vielfach für Sportler empfohlen wird, führt nicht nur zu einer Verlangsamung des Stoffwechsels, sondern auch zu Ungleichgewichten vieler wichtiger Spurenelemente.

Jeder zweite Hochleistungssportler hat zu viel Kupfer
Ein besonderes Problem ist nach meinen bisherigen Erkenntnissen aus über 200 Erstanalysen ein Ungleichgewicht zwischen Kupfer und Zink. Über die Hälfte der Athleten hatten erhöhtes Kupfer (>25 mg/kg).
Aber auch bei Schwermetallen, wie Silber und Aluminium, fand ich in vielen Einzelfällen Werte, die ansonsten vor allem im Zusammenhang mit Krankheiten zu beobachten sind.
Die genauen Ursachen für diese extremen Werte sind unklar. Vermutlich spielt die Ernährung auch hier eine Rolle.

Besser belastbar und gesünder durch individuelle Ernährung
Viele Hochleistungssportler und ihre Trainer haben sich mittlerweile selbst ein Bild davon machen können, daß eine individuelle Ernährung mit natürlichen Nahrungsmitteln ein wichtiger Schlüssel zu mehr Gesundheit und sportlicher Leistung sein kann. Eine der er-

sten war die heutige Bundestrainerin und Sportlerin des Jahres 1977, Eva Rapp (geb. Wilms). Bevor sie die »Akerberg-Methode« bei ihren Sportlerinnen einsetzte, wollte sie sich selbst ein Bild verschaffen, was diese besondere Art der Ernährung bringt. Gegenüber dem Sport-Informationsdienst äußerte sie sich über ihre Erfahrungen: »Als ich zum erstenmal eine Analyse durchführen ließ, hatte ich viele gesundheitliche Probleme. Die meisten davon waren nach drei Wochen wie weggeblasen. Herz und Kreislauf waren wieder in Ordnung, und ohne Fasten habe ich nebenbei auch noch überschüssige Pfunde verloren. Heute geht's mir einfach super.«

Bei ihren Sportlerinnen konnte die engagierte Trainerin ganz ähnliche Beobachtungen machen: »Ich beobachte immer wieder unglaubliche Leistungsschübe. Man kann förmlich zusehen, wie die Mädchen sich entwickeln. Sie sind im Training besser belastbar, erholen sich schneller und haben auch wesentlich weniger Infektionskrankheiten.«

Unglaublich?

Dieser Ansicht war zunächst jedenfalls der Bundesausschuß für Leistungssport, der die Aufgabe hat, die wissenschaftliche Forschung im Bereich des Hochleistungssports zu koordinieren. Im Auftrag dieses Gremiums wurde im Jahre 1990 eine Studie an zwölf Volleyball-Kaderathleten durchgeführt, bei der über zehn Wochen gemessen wurde, welchen Einfluß eine individuell angepaßte Ernährung auf Gesundheit und Leistungsfähigkeit der Sportler haben kann. Neben den von mir durchgeführten Haaranalysen wurden im einzelnen folgende Untersuchungen durchgeführt:

— Befindensanalysen:
  Institut für Sport und Sportwissenschaft der Universität Heidelberg (Leitung Prof. Dr. Dieter Hackfort)
— Immunologische Untersuchungen:
  Institut für Immunbiologie der Universität Köln (Leitung Prof. Dr. Gerd Uhlenbruck)
— Blutbild:
  Dr. med. Bernd Kasprzak (Freiburg), Dr. med. Günter Steinebach (Garmisch-Partenkirchen)

Die Ergebnisse beeindruckten auch die Fachleute.

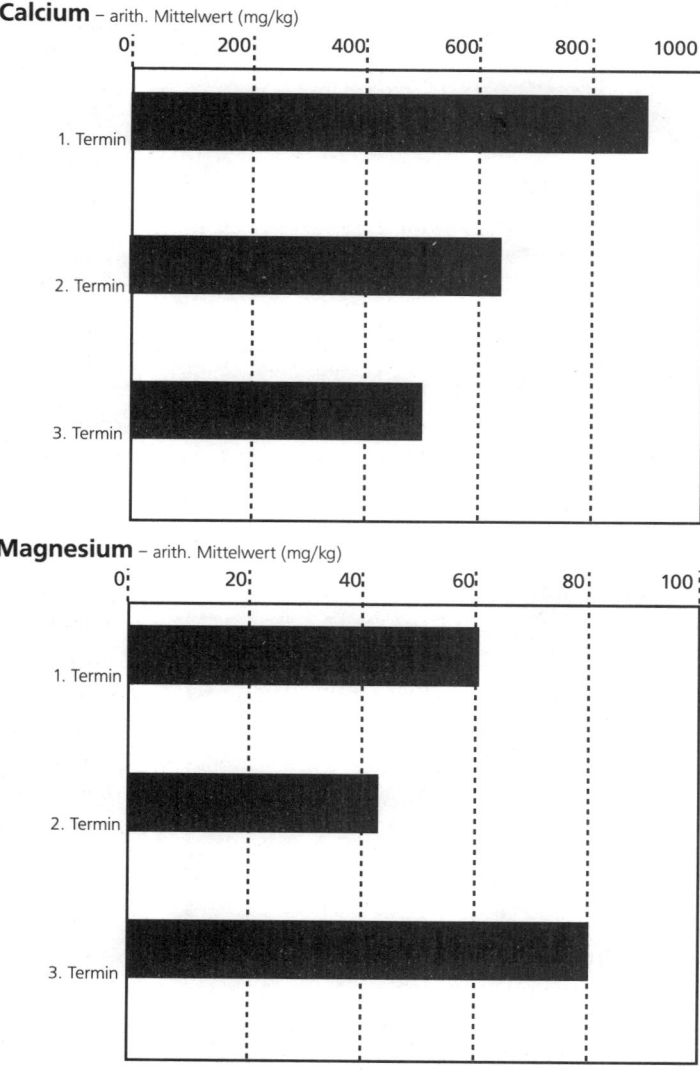

Calcium – arith. Mittelwert (mg/kg)

Magnesium – arith. Mittelwert (mg/kg)

Abb. 29: **Veränderungen der Calcium- und Magnesiumwerte**
Zehn der elf Sportler waren zum ersten Meßtermin eher langsame Verbrenner. Bei allen wurden im Verlauf der zehn Wochen Calciumüberschüsse abgebaut. Im Mittel sind die Calciumwerte am Ende fast ideal. Auch das Calcium-Magnesiumverhältnis verbessert sich deutlich.

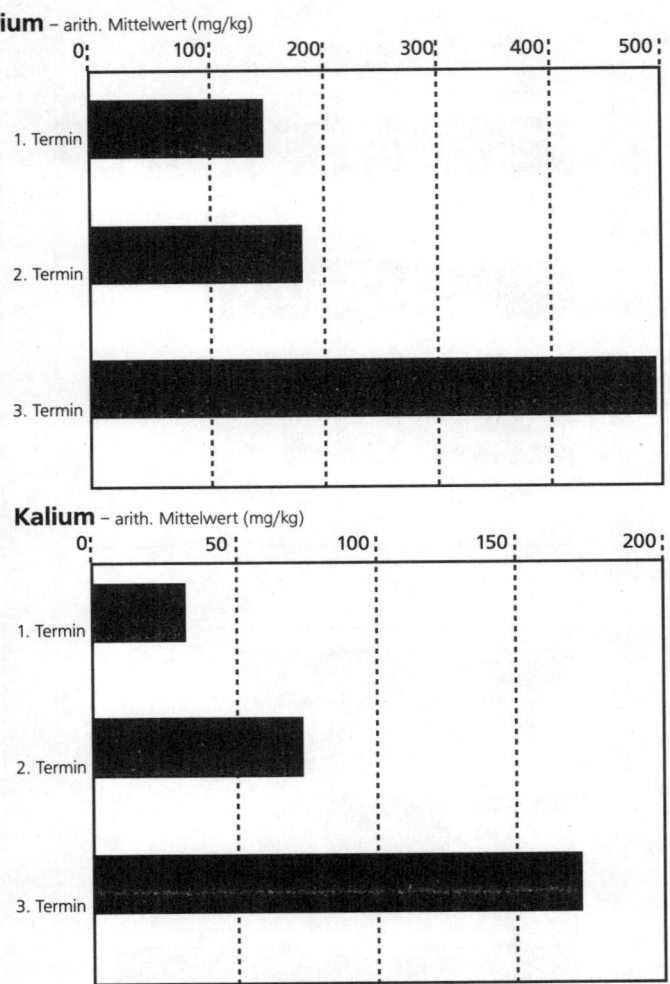

Natrium – arith. Mittelwert (mg/kg)

Kalium – arith. Mittelwert (mg/kg)

Abb. 30: **Veränderungen der Natrium- und Kaliumwerte**
Die Energieelemente erhalten während der zehn Wochen einen kräftigen Schub. Bei Auslandsaufenthalten nahmen die Sportler individuell zusammengestellten Proviant mit. Eine der weiblichen Sportlerinnen war bereits nach fünf Wochen vom langsamen zum schnellen Verbrenner geworden. Die Sportler konnten aufgrund des hohen Energieniveaus nicht nur wesentlich besser trainieren. Sie fühlten sich auch sonst in jeder Hinsicht wohler. Trotz gelegentlicher Eis- und Kuchenschlachten (die gehören schließlich dazu, oder?).

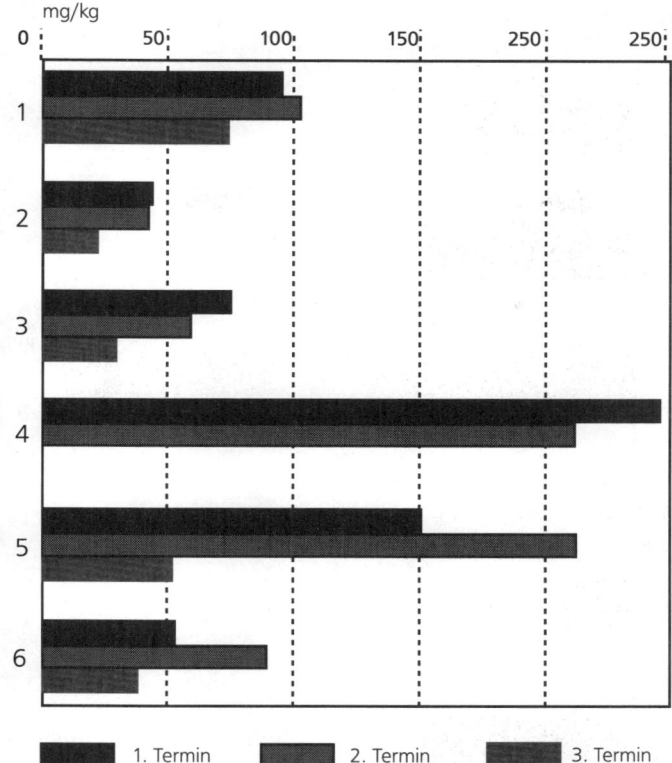

mg/kg

Legend:
- 1. Termin
- 2. Termin
- 3. Termin

Abb. 31: **Erhöhte Kupferwerte bei Hochleistungssportlern**
Die Abbildung zeigt die Kupferwerte von sechs männlichen Volleyball-Kaderathleten, die an einer zehnwöchigen Studie im Auftrag des Bundesausschuß für Leistungssport teilnahmen. Alle Sportler hatten zu Beginn erhebliche Kupferüberschüsse. Nach fünf Wochen Ernährungsumstellung ist der Kupferwert bei den meisten angestiegen (!). Eindeutiges Signal, daß Kupfer infolge der Ernährungsumstellung aus Körpergeweben (z. B. der Leber) abgebaut wurde. Auch im Blut waren die Kupferwerte bei der zweiten Messung erhöht. Fünf Wochen später sind die Kupferwerte im Haar dann bei allen (!) Sportlern deutlich zurückgegangen. Daß sie sich nunmehr im wahrsten Sinne des Wortes rundherum wohlfühlten, bestätigen auch die Befindensanalysen der Sportwissenschaftler von der Universität Heidelberg.

Zehn der elf untersuchten Athleten waren zu Beginn der Studie langsame Verbrenner mit hohen Calciumüberschüssen und teilweise extrem niedrigen Werten der Energieelemente Natrium und Kalium gewesen. Innerhalb von nur knapp acht Wochen gelang es, nicht nur diese Mineralmuster auszugleichen.

Größere Freude am Training – mehr Erfolg

Trotz Doppelstreß durch schulische Prüfungen und harte Wettkämpfe verbesserten sich die Stimmung und der körperliche Zustand der Sportler zusehends, nachdem sie ihre Ernährung umgestellt hatten. Nach Angaben der Trainer waren sie schon bald mit größerer Begeisterung beim Training und erholten sich wesentlich schneller von anstrengenden Belastungen. Die Sportler lachten mehr und hatten größere Freude am Training. Von Infekten blieben sie während der »Ernährung nach Plan« genauso verschont wie von vorher häufig aufgetretenen Verletzungen. Beide Sportlergruppen belegten bei den Europameisterschaften, die kurz nach Beendigung der Studie stattfanden, Medaillenränge. Die Männer holten Bronze, die Frauen Silber.

Positive Veränderungen des Befindens

Vom Heidelberger Institut für Sport und Sportwissenschaft wurde während des Untersuchungszeitraums mehrfach ermittelt, wie sich das subjektive Befinden der Athleten veränderte.
Die wissenschaftliche Auswertung der erhobenen Daten ergab unter anderem, daß die Sportler im Zeitraum der Ernährungsumstellung

● deutlich an Selbstsicherheit gewonnen hatten,
● sich besser konzentrieren konnten und
● nicht mehr so müde und benommen wie vor der Ernährungsumstellung waren.
● Die Summe der zu Beginn der Studie genannten Beschwerden war gleichzeitig signifikant zurückgegangen.

Natürliche Ernährung, die sich am individuellen Stoffwechsel des Sportlers orientiert, wird auch in Zukunft eine wichtige Voraussetzung dafür sein, daß Leistung und Gesundheit zwei Seiten derselben Medaille bleiben.

Kapitel XII
Ein Weg setzt sich durch

20 Jahre Haaranalysen in Deutschland

1971 geriet das Thema Umwelt unversehens in den Mittelpunkt der öffentlichen Diskussion. In der Umgebung von Blei emittierenden Industriebetrieben, so konnte man es der Presse entnehmen, war es zu einem akuten Rindersterben gekommen. Das löste bei der Bevölkerung Ängste aus. Auf Initiative von Tierärzten der Hochschule Hannover, des Vereins der Bürgerinitiativen und der Ärzteschaft wurden bei Tieren und Menschen Haar- bzw. Fellproben entnommen und in amerikanischen Labors untersucht.

Dies nahm das Bundesgesundheitsamt zum Anlaß, der Sache tiefer auf den Grund zu gehen. Unter anderem wurde das zum Bundesgesundheitsamt gehörige Institut für Wasser-, Boden- und Lufthygiene eingeschaltet. Der spätere Leiter dieses Instituts, Prof. Dr. med. Karl Aurand, sorgte dafür, daß nun erstmals »auf breiter Front« Haaranalysen gemacht wurden.

Prof. Aurand damals: »Neben Blut und Urin untersuchten wir auch Haarproben von Personen, die in der Nähe von Unternehmen der bleiverarbeitenden Industrie lebten. Es zeigte sich schon bald, daß die Messungen von Schwermetallen in den Haaren besonders wertvoll waren, um Umweltbelastungen auf die Spur zu kommen. Ein erster wichtiger Schritt.«

Im Jahre 1984 hatte ich mich bereits seit geraumer Zeit mit dem Thema Haaranalysen und Ernährung beschäftigt. Die Ergebnisse verschiedener Untersuchungen waren inzwischen immer wieder Gegenstand von Presseberichten gewesen, die auch Prof. Aurand gelesen hatte. Er rief mich an, und wir vereinbarten ein erstes Treffen, bei dem ich ihm auch die Ergebnisse meiner bisherigen Arbeit vorlegte.

Aurand zeigte sich sehr interessiert, aber er blieb doch skeptisch: »Also Sie meinen, wenn ich heute eine Banane esse, kann ich das drei Tage später in den Haaren erkennen?« Die Ironie dieser Frage war mir nicht entgangen, aber ich blieb hartnäckig. »Selbstverständlich«, antwortete ich, »versuchen Sie's!« Er nahm mich beim Wort und unternahm, gemeinsam mit seinem Mitarbeiter, Dr. Volker Neumayr, einen Selbstversuch, dessen Ergebnisse Sie in Kapitel VI nachlesen können.

Die Haar-Mineral-Analyse läge in Deutschland vermutlich noch heute im tiefen wissenschaftlichen Dornröschenschlaf, hätte Prof. Karl Aurand nicht schon damals erkannt, daß in dieser neuen Untersuchungsmethode mehr Möglichkeiten steckten als die Aufdeckung von Umweltbelastungen.

Prof. Aurand: »Mit der Einführung neuer laboranalytischer Verfahren, die es erlaubten, neben Schwermetallen gleichzeitig eine Vielzahl lebenswichtiger Elemente zu messen, eröffnete sich eine neue Perspektive.«

Prof. Aurand ist es – gemeinsam mit seinem späteren Nachfolger Prof. von Nieding – zu verdanken, daß sich im Jahre 1986 erstmals über 40 deutsche Wissenschaftler an einem Tisch zusammenfanden, um über die Bedeutung der Haaranalyse in Medizin und Umwelt zu diskutieren. Thema des Treffens: Haaranalysen – Haare als Indikator für Umweltbelastungen in der medizinischen Diagnostik. Auch ich wurde damals zu diesem Kolloquium eingeladen. In meinem Referat wies ich erstmals auf die Zusammenhänge zwischen Ernährung und dem Mineralmuster der Haare hin. Allerdings stieß ich bei vielen Wissenschaftlern auf Skepsis, als ich mein damals noch junges Modell der Beeinflussung des Mineralhaushalts mit natürlichen Nahrungsmitteln vorstellte. Ein paar ermunternde Worte kamen dann allerdings doch noch: »Was Sie da machen, da ist sicher was dran.«

Inzwischen sind einige Jahre ins Land gegangen. 1991 legten Wissenschaftler des Instituts für Wasser-, Boden- und Lufthygiene erstmals ein »Umwelt-Survey« vor, mit Ergebnissen von Haar-Mineral-Analysen bei mehreren tausend Personen in verschiedenen Gebieten der Bundesrepublik. Gleichzeitig wurden Blutuntersuchungen und aufwendige Befragungen durch Wissenschaftler von INFRATEST durchgeführt. Dabei ging es auch um die Erkundung von Ernährungsgewohnheiten. Noch sind nicht alle Ergebnisse veröffentlicht, aber schon das bereits vorliegende Material ist eine wertvolle wissenschaftliche Bereicherung. Erstmals liegen umfangreiche Daten vor, die nicht nur unter dem Stichwort Umweltbelastung von Interesse sind. Elemente, wie Calcium, Magnesium, Kupfer, Zink und Eisen, die von entscheidender Bedeutung für die Einschätzung der Stoffwechselsituation sind, wurden zum erstenmal bei einer großen Personenzahl gemessen. Ein wichtiger Schritt auf dem Weg zur Etablierung der Haar-Mineral-Analyse als Instrument einer Diagnostik der Zukunft.

Dazu noch einmal Prof. Aurand: »Die Haar-Mineral-Analyse, soviel steht heute fest, ist ein hochinteressantes Gebiet. Hinter dieser Methode stecken vermutlich viel mehr Möglichkeiten als man noch vor Jahren ahnen konnte. Die Wissenschaftler sind aufgerufen, in der Trias Haar – Blut – Urin den Zusammenhängen des Stoffwechselgeschehens zukünftig unter einem erweiterten Blickwinkel auf den Grund zu gehen. Dabei spielt auch die Ernährung eine wichtige Rolle. Wichtige Schritte in diese Richtung sind inzwischen unternommen worden. Der wissenschaftlichen Zukunft darf man mit Spannung entgegensehen.«

Stellungnahmen von Wissenschaftlern und Ärzten
Einer der Wissenschaftler, die sich intensiv mit diesem Thema beschäftigt haben, ist Prof. Dr. med. Gerd Uhlenbruck, Direktor des Instituts für Immunbiologie der Universität Köln. Lesen Sie selbst, zu welchem Ergebnis er gekommen ist:

Köln, den 3. 10. 1991

»In 10jähriger Arbeit wurde von Katja Akerberg ein System der individuellen Ernährung auf der Grundlage von Haar-Mineral-Analysen entwickelt, das eine gezielte Beeinflussung des in den Haaren gemessenen Mineralmusters durch die Auswahl speziell zusammengestellter Nahrungsmittel ermöglicht. Das zugrundeliegende Konzept unterschiedlicher Oxidationstypen wurde der wissenschaftlichen Öffentlichkeit erstmals anläßlich eines vom Bundesgesundheitsamt durchgeführten Expertentreffens im Jahre 1986 vorgestellt. Während die Haar-Mineral-Analyse als Screening-Instrument für die Aufdeckung von Schwermetallbelastungen schon heute in ihrer

Bedeutung unumstritten (WHO + BGA seit 1981) ist, zeigen Ergebnisse verschiedener Autoren, daß die Bestimmung von Mineralien und Spurenelementen im Haar zugleich eine wichtige Bereicherung des diagnostischen Spektrums bei verschiedenen Krankheiten sein kann und zugleich wertvolle Anhaltspunkte für die therapeutische Intervention bei Mangelzuständen lebenswichtiger Spurenelemente liefern kann.

Interessante Hinweise auf die Bioverfügbarkeit von über die Nahrung aufgenommenen Nährstoffen lassen für die Zukunft erwarten, daß Blut-, Urin- und Haaranalysen in einer diagnostischen Trias wesentliche Einblicke in komplexe, systemische Zusammenhänge des Stoffwechselgeschehens liefern können.

Die von Katja Akerberg empirisch entwickelte Methode der ›Stoffwechsel-Harmonisierung‹ mit Hilfe natürlicher Nahrungsmittel geht über die genannten diagnostischen Aspekte hinaus und orientiert sich an empirisch festgelegten Idealrelationen von mehr als 20 Elementen. Ergebnisse einer Studie an Hochleistungssportlern, bei der ich selbst immunbiologische Daten erhoben habe, ergaben, daß mit der gezielten Veränderung des jeweiligen, individuellen Mineralmusters gleichzeitig verschiedene gesundheitliche und Befindenskenngrößen positiv beeinflußt werden konnten.

Die mir bekannten Ergebnisse aus umfangreichen Datenerhebungen, die von Akerberg durchgeführt wurden (unpubl.) sowie zahlreiche Einzelbefunde, bei denen eine Verbesserung klinischer Symptomatiken unter dem Einfluß einer Ernährungsumstellung zu beobachten war, weisen auf die Möglichkeit hin, zukünftig in wesentlich größerem Ausmaß als das heute noch allgemein für möglich gehalten wird, mit Hilfe individuell angepaßter Nahrungsmittel, wie sie von Akerberg empfohlen werden, u. a. Einfluß auf die Immunabwehr zu nehmen. Zusammenhänge zwischen Immunstatus und Spurenelementen sind aus der Literatur bekannt und dürften in Zukunft wesentliche Bedeutung für die Erforschung des Zusammenhangs von Ernährung und Gesundheit gewinnen.

Insgesamt sind von dem dargestellten Konzept der Stoffwechsel-Harmonisierung, wie es von Katja Akerberg entwickelt wurde, nach meiner Überzeugung wesentliche Impulse für die Aufdeckung systemischer Wechselwirkungen des Mineralhaushalts und des endo-

krinen Systems zu erwarten, die eine wertvolle Bereicherung der Forschung u. a. bei Krankheitsbildern erwarten lassen.
Prof. Dr. med. Gerhard Uhlenbruck«

Viele Ärzte, die anfangs skeptisch waren, ob man mit ganz normalen Nahrungsmitteln Menschen gesund und lebensfroh machen kann, sind mittlerweile zu eifrigen Verfechtern dieser Methode geworden. Mit der Korrektur des Mineralmusters verbessern sich die Möglichkeiten einer erfolgreichen Therapie.

Hans Lehmann arbeitete nach seiner Facharztausbildung und mehrjähriger Kliniktätigkeit als Chefarzt einer Privatklinik in Lauingen. Heute ist er niedergelassener Frauenarzt und Geburtshelfer. Spezialgebiete Immunologie, Chirurgie, Psychotherapie:
»Als Frauenarzt behandle ich mit Hilfe der von Frau Akerberg entwickelten Haar-Mineral-Analyse Patienten mit z. T. seit Jahrzehnten bestehenden chronischen Leiden im Bereich der Frauenheilkunde. Dabei überblicke ich mehr als 1000 Erst- und Wiederholungsanalysen im Verlauf von rund vier Jahren. Bei vielen Patienten mit in den Haaren festgestellten Mineralungleichgewichten und Schwermetallbelastungen zeigt sich eine gleichzeitige Immunschwäche, d.h., die Patienten leiden u.a. an häufig auftretenden Infekten der unterschiedlichsten Lokalisation bis hin zu chronischen Verläufen, die sich im Verlauf der Ernährungsumstellung deutlich zurückentwickeln. Mit noch keiner anderen Methode habe ich so eindrucksvolle, regelmäßig wiederkehrende Heilerfolge gehabt. Patienten mit chronisch rezidivierenden Erkrankungen behandle ich heute grundsätzlich nicht mehr medikamentös, da die Krankheitsursachen so nicht kuriert werden können.«

Dr. med. Bernd Kasprzàk absolvierte in der ehemaligen DDR eine Facharztausbildung für Sportmedizin. Nach seiner Übersiedlung in die Bundesrepublik arbeitete er zunächst am Institut für Sportmedizin der Universität Köln, später am Institut für Sporttraumatologie der Universität Freiburg. Seit 1989 ist er niedergelassener Arzt in Emmendingen:
»Die Ergebnisse der von Katja Akerberg vorgelegten Studie an zwei

Kollektiven von Volleyballspielern der nationalen Spitzenklasse bestätigten meine eigenen vielfältigen positiven Erfahrungen in der Anwendung dieser Methode.

Erstmals besteht auch im Hochleistungssport die Möglichkeit gezielter und individuell ausgerichteter Ernährungsempfehlungen, wie sie weder auf der Grundlage von Blut- oder Urinuntersuchungen noch anderer physiologischer Parameter bisher erfolgen konnte. Damit wird es möglich, ohne jeglichen Einsatz leistungssteigernder Substanzen die Grundlage für eine optimale Leistungsentwicklung bei gleichzeitiger Reduzierung von Erkrankungen und Überlastungen zu erreichen.

Auch bei Stoffwechselerkrankungen wie Bluthochdruck, Diabetes, Übergewicht, Fettstoffwechselstörungen und Erkrankungen des Skelettsystems ließen sich mit Hilfe der an das Mineralmuster der Haare angepaßten Ernährung Verbesserungen des Allgemeinbefindens, der Belastungsfähigkeit und des medikamentösen Therapieaufwandes erzielen.«

Dr. med. Günter Steinebach ist niedergelassener Internist und Kurarzt in Garmisch-Partenkirchen:
»Im Rahmen meiner mehr als eineinhalbjährigen Erfahrung in der Anwendung der von Frau Akerberg entwickelten Methode war es in vielen Fällen infolge der Ernährungsumstellung möglich, verschiedenste Krankheitsbilder entscheidend zu beeinflussen, immer wenn die Patienten mit der nötigen Konsequenz den gegebenen Ernährungsempfehlungen Folge geleistet haben. Auch Krankheitsbilder, die wir weder durch allopathische Mittel noch biologische Therapeutika genügend wirkungsvoll hatten beeinflussen können, besserten sich häufig allein durch die kontrollierte Regulierung des Mineralhaushaltes über die Ernährung. Aus meiner Sicht ist es völlig einleuchtend, daß eine erfolgreiche medikamentöse oder andere Therapie verschiedener Krankheitsbilder bei gleichzeitig bestehenden Stoffwechselungleichgewichten, wie sie mit Hilfe der Haaranalyse immer wieder beobachtet werden können, kaum möglich ist. Im Rahmen einer von mir selbst durchgeführten, kontrollierten Untersuchung an 25 Personen, bei der neben der Durchführung von Haaranalysen noch eine Vielzahl anderer meßbarer Parameter er-

hoben wurden (u. a. Cholesterin, HDL, LDL, Harnsäure, PWC, arterieller und venöser Sauerstoffpartialdruck etc.) ergaben sich teilweise eindrucksvolle Ergebnisse. Für die ärztliche Praxis erweist sich die von Katja Akerberg entwickelte Methode als ebenso einfach praktizierbar wie wirkungsvoll, so daß Risiken medikamentöser Therapien in vielen Fällen vermieden werden können.«

Dr. med. Fred Malek-Naegeli, ärztlicher Direktor und Initiator der Schmerzklinik Schloß Bach, Kärnten:
»Als ich meine ersten persönlichen Erfahrungen mit dem von Frau Akerberg entwickelten Haar-Mineral-Analyse-System machte, war ich zunächst überrascht, welche positiven Veränderungen sich in meinem persönlichen Wohlbefinden durch die Ernährungsumstellung ergaben. Inzwischen konnte ich viele Patienten beobachten, denen die Umstellung der Ernährung bei ihrer Genesung entscheidend geholfen hat. In meiner beruflichen Tätigkeit als Planer von Krankenhäusern und deren Einrichtung kenne ich die enormen Möglichkeiten der sogenannten Gerätemedizin genauso gut wie deren Grenzen.
Hier sehe ich in der vorliegenden Methode eine wertvolle und zukunftsweisende Ergänzung bzw. eine Basis des Therapieerfolgs. In der von mir derzeit in Schloß Bach eingerichteten Schmerzklinik wird die Kostzusammenstellung auf der Grundlage der von Katja Akerberg entwickelten Ernährungsempfehlungen erfolgen. Nach meinen bisherigen Erfahrungen erwarte ich auf diesem Hintergrund auch wichtige wissenschaftliche Ergebnisse im onkologischen Bereich.«

Stellungnahmen erfolgreicher Trainer
Daß sportliche Höchstleistung und Gesundheit durchaus zwei Seiten derselben Medaille sein können, haben Sie ja schon im letzten Kapitel erfahren. Diese Erkenntnis machen sich heute auch immer mehr erfolgreiche Trainer zunutze. Hier zwei prominente Beispiele:

Eva Rapp, Bundestrainerin im Diskuswurf der Frauen, arbeitet seit 1989 mit der »Akerberg-Methode«: »Meine bisherigen Erfahrungen möchte ich wie folgt zusammenstellen:

1. Deutliche Leistungssteigerungen
2. Besseres Kraft-Last-Verhältnis durch Reduzierung des Körpergewichts ohne Kalorieneinschränkung bei gleichzeitiger Steigerung der Maximalkraftwerte
3. Verkürzung der Regenerationszeiten nach harten Trainingsbelastungen
4. Deutlicher Rückgang von Infektionskrankheiten wie z. B. Erkältungen
5. Besseres allgemeines Stimmungsbild der Sportlerinnen

Sowohl physisch wie auch psychisch kam es bei den Athletinnen durchgängig zu erheblichen Verbesserungen. Selbst jahrelang andauernde Viruserkrankungen klangen ab.

Ich kann – auch aus meiner persönlichen Erfahrung – jedem zur Anwendung der Ernährungsempfehlungen nach Katja Akerberg raten.«

Andrzej Niemczyk, ehemaliger Bundestrainer der Volleyball-Damen, betreute 1991 die Damenmannschaft von Vaifbank Ankara, Türkei:

»Aus den eindrucksvollen Ergebnissen bei den deutschen Volleyball-Spielern zog ich im letzten Jahr die logische Konsequenz und ließ bei sämtlichen Sportlerinnen meiner Mannschaft und bei mir selbst Haaranalysen durchführen.

Für die abgelaufene Saison, in der meine Mannschaft den zweiten Platz in der türkischen Meisterschaft belegte, kann ich feststellen, daß die Nahrungsempfehlungen ausnahmslos zu deutlichen Verbesserungen des Befindens und der Leistungsfähigkeit bei den Mädchen geführt haben. Auffallend war vor allem:

1. Die Mädchen hatten bereits nach wenigen Wochen wesentlich mehr Energie und trainierten auch spürbar konzentrierter als vorher. (Gewichtsprobleme einiger Sportlerinnen verschwanden ebenfalls innerhalb von wenigen Wochen, ohne daß die Kalorienzufuhr vermindert wurde.)
2. Während des Trainings und bei den Wettkämpfen zeigten sich die Sportlerinnen wesentlich stärker belastbar und erholten sich anschließend deutlich schneller als vor der Umstellung der Ernährung.

3. Das Leistungsvermögen konnte, je nachdem wie konsequent die Ernährungsempfehlungen befolgt wurden, nach meiner Einschätzung bei allen um mindestens 10% bis 20% gesteigert werden.
4. Das Auftreten von Infektionskrankheiten ging deutlich spürbar zurück.

Ich habe schon verschiedene, von Wissenschaftlern empfohlene Ernährungsempfehlungen in der Praxis erprobt, jedoch noch nie irgendwelche positiven Auswirkungen auf die Sportler feststellen können. Nach meiner Erfahrung sind die individuellen Empfehlungen, die Frau Akerberg den Sportlern gibt, ein zuverlässiges Mittel, um den Athleten nicht nur zu mehr Leistung, sondern auch zu mehr Gesundheit zu verhelfen. Ich kann diese Methode, mit der ich auch für mich persönlich sehr positive Erfahrungen gemacht habe, ohne Einschränkung empfehlen.«

Krankenkassen: wenn ein Leiden unerforscht ist

Die Kostenspirale des Gesundheitswesens dreht sich weiter. Aber die Menschen werden nicht gesünder. Viele Behandlungsmethoden, die üblich sind, haben deshalb noch nicht das Prädikat »geeignet« verdient. Und andere Methoden, die in der Praxis zum Erfolg führen, sind nicht deshalb weniger wert, weil sie wissenschaftlich nicht bewiesen sind. In vielen Einzelfällen haben auch bei der Haar-Mineral-Analyse Krankenkassen schon die Kosten übernommen, vor allem wenn erkennbar war, daß mit Hilfe der Ernährungsumstellung viel Gesundheit für wenig Geld zu haben ist. Die Regel ist eine solche Kostenübernahme aber nicht. Wie das folgende Gerichtsurteil zeigt, hat aber auch hier ein Umdenken eingesetzt.

»Nur bei etwa 10000 der 30000 bekannten Krankheiten sind die genauen Ursachen bekannt. Wissenschaftlich ungeklärt ist auch der Rheumatismus, die chronische Schmerzgeißel für Millionen Menschen. Sollen die Geplagten ihre Pein nur mit chemisch-pharmazeutischen Mitteln bekämpfen dürfen? Nein, entschied das Amtsgericht Hamburg, auch naturheilkundliche Rheumamittel, wie Heilpraktiker sie verschreiben, seien von der Kasse zu bezahlen.

So handele es sich bei der Alternativarznei ›Mulsal‹ um ein vom gesetzlich anerkannten Berufsstand der Heilpraktiker eingesetztes Mittel. Die Linderung, die die Kranken verspürten, beruhe auf den pflanzlichen und tierischen Basisstoffen des Mittels, nicht jedoch auf ›Aberglaube‹ der Leidenden, so das Gericht. Es verurteilte eine Hamburger Privatversicherung rechtskräftig, einem Mitglied 405,54 Mark für das vom Heilpraktiker verordnete Medikament zu zahlen.

Zwar bestehe gemäß dem Kleingedruckten der beklagten Assekuranz keine Leistungspflicht für wissenschaftlich nicht anerkannte Untersuchungs- und Behandlungsmethoden sowie Arzneimittel, so das Urteil. Doch die Hamburger Privatkasse könne sich darauf nicht berufen. Tatsache sei nämlich, daß auch die Rheumatherapie mit herkömmlichen Mitteln nicht als wissenschaftlich allgemein anerkannt bezeichnet werden könne, weil das Leiden eben ›nicht erforscht‹ sei. Deshalb habe jede Medikation zwangsläufig ›experimentellen Charakter‹.«

AZ: 8C229/89

aus: NATUR & HEILEN 6/91

Scharlatane wittern ihre Chance

Um sich ein eigenes Bild davon zu machen, was Sie erwarten können, wenn Sie eine Haaranalyse durchführen wollen, habe ich auf Seite 109 eine Checkliste für Sie zusammengestellt. Damit fällt es Ihnen leichter, jedes Angebot »auf Herz und Nieren« zu überprüfen, bevor Sie Überraschungen erleben, wie ich sie Ihnen im folgenden schildern werde.

Beispiel 1
Karin L., Ehefrau eines Rundfunkredakteurs, wollte endlich der Ursache für ihre ständige Migräne auf die Spur kommen. Für DM 160,— erhielt sie von einer Hamburger Heilpraktikerin, auf telefonische Nachfrage, nach mehreren Wochen eine halbe DIN-A 4-Seite Auswertung ihrer Haaranalyse. Das »Wichtigste« auf einen Blick:

»Die Analyse von Frau K. L. ergab einen Mangel im Silit-Siliciumkarbic-Bereich.
Ich empfehle Carborundum D 4, 3 × täglich eine Tablette.
Ein Mangel in diesem Bereich kann die Bereitschaft zu Augen-Star erhöhen sowie Magen-Darm-Probleme fördern; z. B. Blähbauch, Verstopfung mit hartem Stuhl. Auch kann die Bereitschaft zu Erkältungskrankheiten bestehen sowie zu schlechter Heilhaut, ständigem Kältegefühl, chronischen rheumatischen Schmerzen, einer schwachen Muskulatur.
Weiter besteht ein leichter Mangel im Vitamin-F-Bereich = ungesättigte Fettsäuren.
Ich empfehle, ein herkömmliches Präparat zu wählen und nach Packungsbeilage einzunehmen; ich würde zu einer mittleren Dosierung raten...
Mit allen guten Wünschen für das Wohlergehen...«

Eine Tabelle mit Meßwerten? Ernährungsempfehlungen? Fehlanzeige!
Auch das »Gutachten«, das Karin L.'s Ehemann bekam, enthielt keinen einzigen Meßwert. Wie sollte man auch »Vitamin F« in den Haaren messen? Statt dessen der Hinweis, daß »Magnesium und Calcium im Körper miteinander harmonisieren müssen.« Therapie: Calcium carbonicum, Magnesium chloratum und Cactus D 4. Eine bemerkenswerte Empfehlung für DM 160,–! Wenige Wochen später ließ Herr L. bei mir eine Haaranalyse durchführen. Ergebnis: Calcium war deutlich erhöht.

Beispiel 2
Ursula F. aus Solnhofen hatte Gewichtsprobleme, für die sie teuer bezahlen mußte, ohne auch nur ein einziges Kilo abzunehmen. Bevor sie sich zu einer Haaranalyse entscheiden konnte, legte sie zunächst DM 60,– als Mitgliedsbeitrag eines »Förderkreises« auf den Tisch und zahlte DM 24,– für einen Fragebogen. Die Auswertung ergab die »Empfehlung einer Vollanalyse« für DM 860,–. 60 Elemente/Stoffe wurden nun mit »neuen japanischen Geräten« aus einem einzigen (!) Haar gemessen. Das sei ein »besonders günstiges Angebot«, erfuhr Ursula F. Auf das Resultat war sie gespannt. Schon

am nächsten Tag fand sie das Ergebnis in der Post. Eine echte Hochgeschwindigkeitsanalyse also. 60 Werte – in weniger als 24 Stunden – und das aus einem Haar. Nicht nur wer sich mit den Problemen der Laboranalytik beschäftigt hat, kommt da ins Grübeln. Allerdings bekam Ursula F. nicht einen einzigen der 60 Meßwerte zu Gesicht. Statt dessen ein zweiseitiges Gutachten. Neben jedem Element fand sich statt eines Wertes ein maschinengeschriebenes Kreuzchen, das anzeigte, ob das Element normal, hoch oder niedrig war.

Als Ursula F. sich später erkundigte, ob das nicht ein bißchen dürftig sei, teilte man ihr schriftlich mit, irgendwoher müsse der günstige Preis schließlich kommen.

Dazu gab es elf Zeilen »Bewertung«. Der erste Satz und die letzten drei Zeilen sagen genug:

»Es sind insgesamt nur sehr wenige Werte im Normbereich...

Sie selbst können viel für den Mineralausgleich und das Entfernen der Giftstoffe sowie deren Vermeidung tun:

Leichte Spaziergänge in regenfrischer Luft, Meidung von Rauch jeglicher Art. Nahrungsumstellung auf Vollwertkost. Natriumarme Mineralwässer bevorzugen. Milchprodukte (falls verträglich). Obst und Gemüse. Fette dringend meiden.«

Meidung von Rauch jeglicher Art. Diese Empfehlung sollten Sie ernst nehmen, wenn Sie vermeiden wollen, daß Ihre Hoffnungen in die Haaranalyse enttäuscht werden.

Die Empfehlungen, mit deren Hilfe sich Mangelzustände oder Überschüsse angeblich beseitigen lassen, sind oft nicht weniger abenteuerlich als die »speziell angepaßten« Mischungen von Vitamin-Mineral-Präparaten. Auf den Briefköpfen der Anbieter prangen nicht selten akademische Titel, die den Käufer vorab von der Seriosität der Analyse überzeugen sollen.

Beispiel 3

Anbieter ist diesmal eine Gesellschaft, die sich ganzheitlicher Medizin verschrieben hat. Immerhin sieben Seiten lang sind die »wichtigen Mineralstoffinformationen«. Da heißt es z. B. über die Bedeutung des im Haar gemessenen Calciums: »Niedrige (< 2000 mg/kg) und hohe (> 2000mg/kg) Werte können einen Mangel reflektieren.« Über einen niedrigen Natriumwert: »... reflektiert nicht unbedingt einen Natrium-Mangel, sondern kann auch bei übermäßiger Aufnahme vorkommen.« Auch dem gemessenen Kaliumwert traut man wohl selbst nicht so recht: »Bestätigung durch Vollblutanalyse empfehlenswert.«

Was soll der Normalverbraucher oder auch sein Arzt mit diesen Informationen anfangen?

»Ein Auffüllen der Mineral/Spurenelemente-Depots ist dringend anzuraten. Gehen Sie unbedingt baldmöglichst zu einem naturheilkundlich orientierten Therapeuten.« So oder so ähnlich heißt es in den Analysen vieler Anbieter.

Aber Ihr Therapeut wird vermutlich in der Regel genauso ratlos wie Sie selbst vor den Ergebnissen Ihrer Analyse sitzen. Und das Motto: »Hineinschütten, was dem Körper fehlt« funktioniert nun einmal nicht, auch wenn es immer wieder behauptet wird. Wer nicht erst durch Schaden klug werden will, sollte sich vorher erkundigen:

- Seien Sie skeptisch bei Empfehlungen, die mindestens ein halbes Jahr befolgt werden müssen, bevor sie wirken, vor allem, wenn Sie dazu Präparate benötigen, die Sie zusätzlich bezahlen müssen und nur beim Anbieter der Analysen kaufen können.

- Fragen Sie vorher, ob Sie tatsächlich individuelle Empfehlungen zur Ernährung erhalten oder ob diese Empfehlungen immer gleich sind, egal wie die Meßwerte ausfallen.

- Lassen Sie sich Namen von Ärzten geben, die bereits erfolgreich mit der angebotenen Haar-Mineral-Analyse gearbeitet haben.

- Erkundigen Sie sich, ob außer für die Haaranalyse noch andere Kosten auf Sie zukommen, die sich aus den Empfehlungen ergeben. Die Phantasie der Anbieter ist hier besonders groß. Das reicht vom Vitamin-Fragebogen über Zusatzpräparate bis hin zu regelrechten Kuren, für deren Durchführung allerdings weitere, kostenpflichtige Untersuchungen nötig sind.

Kapitel XIII
Der Mensch ißt am Ende

In diesem Kapitel erfahren Sie, warum es uns nicht egal sein kann, was unsere vierbeinigen Hausgenossen Tag für Tag in ihrem Futtertrog oder Freßnapf finden. Anders als wir Menschen, haben Hausschweine, Hunde, Katzen und andere Tiere meistens nicht die Wahl, sich zwischen verschiedenen Menüs zu entscheiden. Sie müssen mit dem vorlieb nehmen, was wir ihnen servieren.

Ein Grundprinzip der Natur heißt: Fressen oder gefressen werden. Unter allen Lebewesen hat sich der Mensch im Lauf seiner Entwicklung eine Sonderstellung in dieser Nahrungskette erkämpft. Ihn frißt so leicht keiner. Die natürlichen Feinde hat er dank seiner überlegenen Intelligenz alle unter Kontrolle. Alle, außer einem, und das ist er selbst. Indem wir Gewässer, Luft und Boden gedankenlos mißhandeln, fügen wir letztlich auch uns selbst, am Ende der Nahrungskette, Schaden zu. Umdenken allein ist heute schon zuwenig. Was nottut, ist: etwas tun!

Von Heu und Stroh

Wie der Mensch, so das liebe Vieh

Das gilt wohl in guten wie in schlechten Zeiten. Und die Zeiten sind schlecht. Zumindest was den Ernährungszustand unserer vierbeinigen Hausgenossen angeht. Ich rede nicht von Hormonskandalen bei Kälbern und Schweinen, auch nicht von Doping bei Rennpferden oder Problemen der Massentierhaltung. Das ist schlimm genug. Was ich meine, sind die sogenannten Grundnahrungsmittel. Auch deren Zusammensetzung bestimmt der Mensch.

Wenn der Hafer sticht

Was für uns das tägliche Brot, Fleisch und Gemüse, ist für Pferde Heu, Stroh und Hafer. Unter Pferdezüchtern – soviel weiß ich inzwischen – ist die Ernährung der Tiere eines der wichtigsten Themen überhaupt. Ich habe mich dieses Themas angenommen.

Als ich die ersten Untersuchungsergebnisse von Heu-, Stroh- und Haferproben verschiedener Züchter und Stallbesitzer sah, fielen mir zunächst hohe Schwermetallwerte auf. Vor allem Aluminium, das vermutlich aufgrund des sauren Regens aus den Böden ausgeschwemmt wird, lag in geradezu astronomisch hohen Konzentrationen vor. Aber auch der Kaliumgehalt einiger Futterproben war im Vergleich zu anderen enorm hoch. Mir wurde sehr schnell klar, daß die Redensart, »den sticht der Hafer« einen leicht verständlichen Hintergrund hat.

Mit und ohne Dünger? – Aber bitte mit Gülle

Die »moderne« Massentierhaltung läßt uns mittlerweile versinken in einem Meer von Tierfäkalien. In früheren Zeiten war die anfallende Gülle noch ein willkommenes Düngemittel, mittlerweile sind viele Böden regelrecht verseucht, weil niemand mehr so recht weiß, wohin mit dem Mist. Wir müssen uns endlich klarmachen, daß das, was wir unseren Böden an Dünger und unserem Vieh an Futter antun, früher oder später unweigerlich auch auf unserem Teller landet. Genauer gesagt, es ist schon auf unserem Teller.

Fleischfachleute sprechen schon heute eher verschämt vom PSE-Fleisch. Was, um Himmels willen, ist PSE-Fleisch, fragte ich Wissenschaftler der technischen Universität Berlin, als ich diesen Begriff zum erstenmal hörte. Das Kürzel stammt aus dem Englischen und heißt nichts anderes als: blaß, weich und wäßrig.

Versuchen Sie, sich an Ihr letztes Kotelett zu erinnern, dann wissen Sie wahrscheinlich, was damit gemeint ist. Es ist Zeit zum Umdenken – auch hier.

Das bestätigten auch meine bisherigen Ausflüge ins Reich der Pflanzen und Tiere. Das erste, was mir bei der Untersuchung von Heu-, Stroh- und Haferproben auffiel, waren enorm hohe Konzentrationen an Kalium.

In Diskussionen mit Wissenschaftlern, die sich mit Landwirtschaft und Viehzucht beschäftigen, erfuhr ich, daß die seit Jahren praktizierte Düngung mit Kali hier eine entscheidende Rolle spielt. Kalium kann von Pflanzen in wesentlich höherem Ausmaß gespeichert werden als Calcium. Vergleichsproben von Futter aus biologischem Anbau ergaben wesentlich günstigere Mineralwerte.

Freilandtiere essen à la carte

Haben Sie schon einmal Tiere in der Natur bei der Nahrungssuche beobachtet? Sie scheinen ganz gut zu wissen, welches Büschel sie links liegenlassen, an welchem sie nur kurz nagen und wo sie schließlich das finden, was ihnen schmeckt und guttut. Das gilt auch für Wildschweine. Erste Haaranalysen bei diesen Tieren zeigten, daß sie mit ihrer Ernährung à la carte wesentlich besser fahren als Hausschweine, die mit unnatürlichen Pulvergemischen gefüttert werden. Es ist bekannt, daß Wildschweine weit weniger streßanfällig sind als Hausschweine. Das liegt sicher nicht nur daran, daß sie in der Regel mehr Auslauf haben als ihre kurzlebigen Namensvettern. Die Ergebnisse meiner Untersuchungen zeigten, daß die untersuchten Wildschweine überwiegend schnelle Verbrenner waren. Aber anders als die von mir untersuchten Hausschweine zeigte ihr Mineralmuster nicht die Spur eines erhöhten Herzinfarktrisikos.
Ähnlich günstige Mineralmuster fand ich bei Schweinen und Rindern, die bei einem »Öko-Bauern« aufwuchsen, der besonderen Wert auf eine natürliche Haltung der Tiere legte. Küchenabfälle, Kartoffelschalen und hauseigene Molke standen auf dem täglichen Speiseplan dieser Tiere.

Blaß, weich und wäßrig

Als ich zum erstenmal mit Wissenschaftlern der Technischen Universität Berlin zusammentraf, die mir zuvor Fellproben von Hausschweinen zur Untersuchung zugeschickt hatten, erfuhr ich, daß das »Hausschwein der Deutschen Landrasse« (HS) zu den streßempfindlichsten Nutztieren des Menschen zählt. Daran konnten auch züchterische Auswahl und verbesserte Haltungsbedingungen bisher kaum etwas ändern. Angesichts der vorgefundenen Mineralmuster, die diese Tiere ausnahmslos als extrem schnelle Verbrenner

Natriumkonzentration (mg/kg)

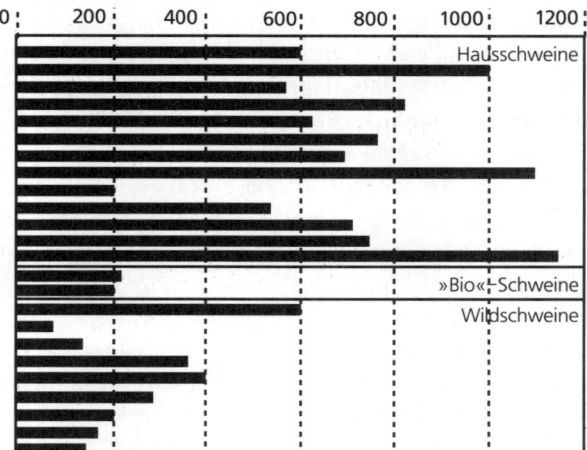

Kaliumkonzentration (mg/kg)

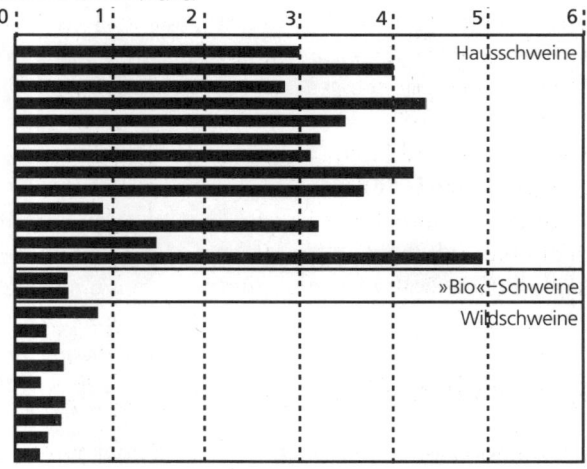

Abb. 32: **Hausschweine der Deutschen Landrasse sind am schnellsten.**
Vergleich der Natrium- und Kaliumkonzentration
Daß Hausschweine schon innerhalb des ersten Lebensjahres herzinfarktbedroht
sind und auch sonst häufig kränkeln, wird verständlich, wenn man die gewaltigen
Überschüsse der Energieelemente im Vergleich zu Wild- und »Bio«-Schweinen
betrachtet. Einseitiges Fertigfutter aus dem Einheitstrog hinterläßt seine Spuren,
nicht anders als beim Menschen auch.

185

mit hohen Natrium- und Kaliumüberschüssen auswiesen, war es kaum verwunderlich zu erfahren, daß manches Borstenvieh in der Vergangenheit allein schon durch das überlaute Zuschlagen einer Stalltür vor Schreck einen Herzinfarkt erlitten hatte. Die Blutwerte von Natrium, Kalium und anderen Elementen waren – wie beim Menschen meist auch – völlig normal.

Aggressivität, permanente Unruhe und Gereiztheit sind die auffälligsten Eigenschaften der Tiere. Dieselben Symptome wie bei Menschen. Erfahrene Züchter – so die Wissenschaftler – haben einen ganz besonderen Blick dafür, welches Schwein besonders gefährdet ist und welches nicht. Tiere, die ständig aufgeregt ihren Ringelschwanz kreisen lassen, scheiden demnach aus der engeren Wahl für eine positive Kaufentscheidung von vornherein aus. »Zu streßanfällig!« lautet das Urteil der Experten: »Die kriegen ruck, zuck einen Herzinfarkt.«

Der »Speisezettel« der Schweine sieht landauf landab sehr ähnlich aus. Eine Mischung aus Getreideschrot, das zusätzlich mit verschiedenen Elementen, wie z. B. Eisen, Molybdän usw., angereichert wird. Haarsträubend! Und genauso sahen die Mineralmuster der Tiere auch aus.

Das Glück dieser Erde…

… liegt auf dem Rücken der Pferde. Ob Galopper, Traber, Dressur- oder Hobbypferd, die ebenso stolzen wie sensiblen Vierbeiner sind in jeder Hinsicht lieb und teuer. Stumpfes Fell und Huferkrankungen, Aggressivität und Neigung zu Entzündungen sind auch bei Pferden ein zuverlässiges Signal, daß der Stoffwechsel nicht in Ordnung ist. Den individuellen Finger-, besser »Hufabdruck«, liefern auch hier die Haare.

Natürlich kann man Pferden weder Fleisch noch Milchprodukte in den Futtertrog geben. Aber trotzdem ist es möglich, nicht nur Heu, Stroh und Hafer, sondern auch die Zusatzernährung so zusammenzustellen, daß der übertourte Stoffwechsel gedämpft und der langsame beschleunigt wird. Schwermetallbelastungen lassen sich ebenso erfolgreich wie beim Menschen abbauen. Das Geheimnis für Gesundheit und Wohlbefinden liegt auch bei Pferden in der Harmonie des Stoffwechsels.

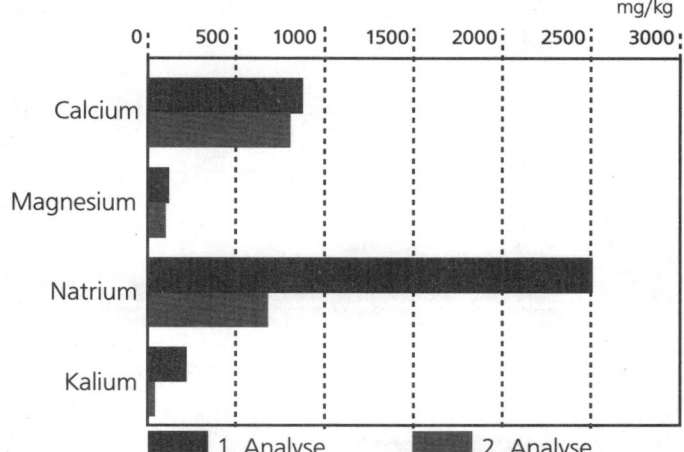

	mg/kg
0 500 1000 1500 2000 2500 3000	

Calcium

Magnesium

Natrium

Kalium

■ 1. Analyse   ■ 2. Analyse

Abb. 33: **Fallbeispiel Hund; individuelle Ernährung statt Dosenfutter**
Menschen mit einem so hohen Natriumwert, wie Rigo ihn bei der ersten Messung
hatte, würden sicher auch krank. Ein Zeichen für enormen körperlichen Streß.
Nach dreimonatigem Absetzen des Fertigfutters und Ernährung nach Plan, ist Rigos Stoffwechsel wieder ausgeglichen.

Auch Hunde und Katzen leben gefährlich – durch Einheitsbrei aus dem Futternapf

Ebenso wie die Schweine sind Hund und Katze, unsere liebsten
vierbeinigen Hausgenossen, sogenannte Allesfresser. Eine Umstellung der Ernährung stellt deshalb keine größeren Anforderungen als
beim Menschen.
Ob Ihr vierbeiniger Hausfreund eher ein schneller oder ein langsamer Verbrenner ist, können Sie mit geübtem Blick häufig schon an
seinem Verhalten erkennen.
Rigo, ein 3jähriger Schäferhundmischling, liebevoll gepflegt, litt
seit etwa einem halben Jahr an Angstzuständen. Rigo bekam nur
das Beste – aus der Dose. Das sah immer lecker aus, und Rigo ver-
putzte seinen Napf jedesmal im Handumdrehen. Trotzdem war das
Fell stumpf geworden, und Rigo fühlte sich sichtlich unwohl in seiner Haut. Der Tierarzt meinte, die Symptome seien »schlaganfall-

187

verdächtig« – aber was tun? Rigos Herrchen entschloß sich zur Durchführung einer Haaranalyse.

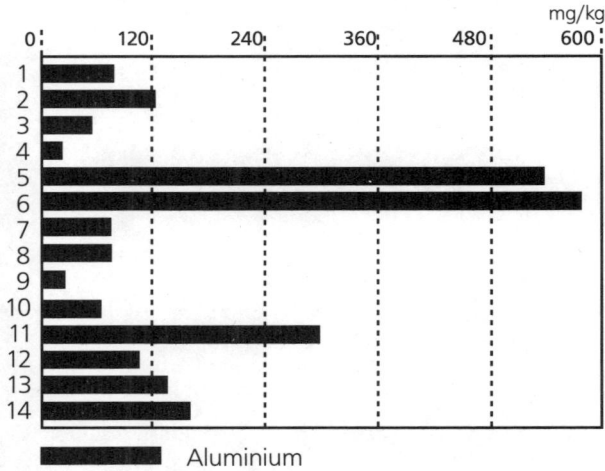

Abb. 34: Vergleiche von Aluminiumwerten bei 14 Pferden
Wie die Menschen sind auch die Pferde unterschiedlich stark von Schwermetallbelastungen betroffen, selbst wenn sie unter einem Dach wohnen. Heu- und Strohproben der Tiere wiesen teilweise astronomisch hohe Aluminiumgehalte auf. Das Futter der Tiere wurde mittlerweile individuell umgestellt.

Das Ergebnis der ersten Messung zeigte, daß Rigo, ein schneller Verbrenner, gleichzeitig unter Schwermetallbelastungen litt.
Ich empfahl Rigos Besitzer, der kurz zuvor eine Analyse hatte machen lassen, er solle den Hund zunächst einmal von denselben Mahlzeiten beköstigen, die er selbst aß, allerdings nur das, was auch zu dem Hund paßte. Dieser Tip machte sich bezahlt.
Schon nach zwei Monaten glänzte das Fell des Hundes wieder wie ehedem. Die Angstzustände waren schon nach drei Wochen verschwunden. Die Gefahr des Schlaganfalls war endgültig gebannt. Die Ergebnisse der Nachmessung zeigten, wie sich Rigos Stoffwechsel verbessert hatte.
Wie Sie sehen, die Möglichkeiten, durch normale Nahrungsmittel Einfluß auf Gesundheit und Wohlbefinden zu nehmen, sind bei Tieren nicht geringer als beim Menschen. Bei ihnen spielt der »Glaube«

an die Wirkung von Nahrungsmitteln mit Sicherheit keine Rolle. Sie fressen, was wir ihnen vorsetzen. Sie haben es selbst in der Hand, Ihrer Familie, sich selbst und auch Ihren vierbeinigen Hausgenossen zu mehr Gesundheit und Lebensfreude zu verhelfen.

Kapitel XIV
Die neue Küche –
Anregungen und Rezepte

Essen, was zu Ihnen paßt

In den vorangegangenen Kapiteln dieses Buches haben Sie erfahren, welchen enormen Einfluß Nahrungsmittel auf den Stoffwechsel und unser Befinden haben können. Im guten wie im schlechten. Wenn ich mich heute immer wieder mit Nachdruck für individuelle Ernährungskonzepte einsetze, kann ich Ihnen selbstverständlich keine »bunte Rezeptsammlung« für jedermann und jederfrau anbieten.

Es wäre nicht mehr als Zufall, wenn einige der folgenden Rezepte in der vorliegenden Form zu Ihrem aktuellen Stoffwechsel passen würden. Ein Zufall, dem ich Sie nicht guten Gewissens ausliefern könnte.

Verstehen Sie die folgende kleine Rezeptsammlung deshalb bitte nicht als Vorlage zum Nachkochen, sondern vielmehr als Beispiele für sehr unterschiedliche Formen der Zusammenstellung und Zubereitung von Nahrungsmitteln. Sofern Sie Ihre eigene Analyse vorliegen haben, können Sie die jeweiligen Zutaten mit den Ihnen empfohlenen austauschen.

Ich danke an dieser Stelle Ärzten, Patienten und anderen kochbegeisterten Anhängern der Analyse. Sie schickten mir viele Rezepte zu, von denen ich Ihnen hier einige Beispiele für Frühstück, Zwischenimbiß, Mittag- und Abendessen vorstellen möchte.

Einige Tips vorweg

● Meiden Sie stark zuckerhaltige Speisen und Getränke!

Sie werden Sie schon nach einiger Zeit der Ernährungsumstellung nicht mehr als »Seelentröster« brauchen. Sie kurbeln den Stoffwechsel nicht nur künstlich an, sondern enthalten manchmal auch problematische Konservierungsstoffe und Schwermetalle.

● Essen Sie viele frische Nahrungsmittel!

Erkundigen Sie sich, wo es in Ihrer Umgebung Produkte aus biologischem Anbau zu kaufen gibt. Am besten wäre es, wenn Sie unmittelbar beim Erzeuger einkaufen könnten. Die Mehrkosten machen sich unter dem Strich bestimmt bezahlt.
Ansonsten gilt die Faustregel: Frisches Gemüse ist besser als tiefgefrorenes, und tiefgefrorenes besser als Gemüse aus dem Glas oder der Dose. Keine Regel ohne Ausnahme. Falls Sie in ihrer Analyse dennoch Empfehlungen für Dosenware erhalten, so hat das natürlich seinen guten Grund.

● Versuchen Sie's doch mal mit Trennkost!

Wenn Sie unter Verdauungsproblemen leiden oder »übersäuert« sind, bekommt Ihnen Trennkost vielleicht besser als gemischte. Probieren geht über Studieren (s. S. 31). Hier eine kurze Übersicht.

Diese Nahrungsmittel sollten bei Trennkost nicht gemeinsam während einer Mahlzeit verzehrt werden:

Kohlenhydrate	und	Eiweiß
Getreide		Eier
Brot		Fleisch
Nudeln		Fisch
Reis		Käse

Kohlenhydrate	und	Eiweiß
Kartoffeln		Milch
Grünkohl		Soja
Bananen		
Zucker		
Datteln		saures Obst
Feigen		Äpfel
Honig		Trauben
Rübensirup		Birnen etc.

Abwechslung durch Obstfrühstück

Ich empfehle Ihnen von Zeit zu Zeit ein reines Obstfrühstück. Das entschlackt und weckt die Lebensgeister. Auch frisch gepreßter Gemüsesaft (empfohlene Sorten beachten) ist eine geeignete Alternative zur täglichen Frühstücksroutine. Das »Hauptfrühstück« sollten sie dann etwa eineinhalb bis zwei Stunden später zu sich nehmen. Bitte kein Brot oder andere Teigwaren zu Fruchtsäften essen. Vermeidbare Verdauungsprobleme wären damit programmiert.

Müslis aus dem vollen Korn

Sie erfreuen sich zunehmender Beliebtheit, Müslis aus Vollkornprodukten. Leider haben sich viele Leute schon daran gewöhnt, ihr Müsli mit Milch, Joghurt oder Quark zu sich zu nehmen. Glauben Sie mir, es lohnt sich, für einige Zeit auf diese Zutaten zu verzichten. Körnerkost ist »in«. Allerdings sollte man sehr genau hinschauen, welches Korn zum aktuellen Stoffwechsel paßt. Je nach Sorte und Art der Weiterverarbeitung bestehen große Unterschiede zwischen den einzelnen Produkten. Es gibt verschiedene Möglichkeiten, die Kraft des vollen Korns aufzuschließen. Von der hauseigenen Getreidemühle bis zum industriellen Preß- und Trocknungsverfahren reicht die Palette.

Zerkleinerte Körner

Die bekanntesten, im Handel erhältlichen Vollkorn-Produkte sind Schrot, Mehl, Flocken und Grütze (auch Gries, Sago). Körner aus Getreide sind besonders beliebt. Auf einen Blick:

— Weizen, oft in Back- und Teigwaren, würzig
— Dinkel, alte Kulturform des Weizens, nußartig
— Grünkern, unreif geernteter Dinkel, der über Holzfeuer »gedarrt« wird, sehr aromatisch
— Roggen, oft in Sauerteig, herzhaft
— Gerste, Korn des Bieres, mild und aromatisch
— Hafer, im vollen Korn fettreich, mild
— Hirse, reich an Fluor und Silicium, mild
— Naturreis, Rund-, Mittel- oder Langkornreis, pikant
— Mais, vom Maiskolben, aus der Dose, gehärtetes Trockenprodukt, mild würzig
— Buchweizen, reich an Lezithin, herb im Geschmack

Gekeimte Körner

Ein zweiter Weg, die Kraft des vollen Korns zu nutzen, besteht darin, daß man die in ihm schlummernde Energie zum Leben erweckt, indem man es zum Keimen bringt. Innerhalb weniger Tage wachsen die Sprossen der Keimlinge heran. Dabei nimmt der Gehalt an Vitaminen, Mineralien und Enzymen um ein Vielfaches zu. Das Angebot reicht von Alfalfa über Mungo-Bohne und Getreide bis zur bekannten Soja-Bohne.

Bereiten Sie Ihr Müsli selbst!

Handelsübliche Müslis sind häufig mit viel Einfachzucker gesüßt. Außerdem sind die Zutaten wegen der besseren Haltbarkeit vor der Verpackung stark erhitzt worden. Genug Gründe, um Ihre Phantasie anzuspornen und auf Müslis Marke »Eigenbau« zurückzugreifen. Bitte beachten Sie bei der Auswahl der Zutaten für Ihr Müsli genau die Empfehlungen in Ihrer Analyse!

Rezeptbeispiele für den ganzen Tag

Ein guter Tag beginnt mit einem guten Frühstück...

Zwischenmahlzeiten

Nehmen Sie sich ein paar kleine Zwischenimbisse mit zur Arbeit, damit Sie aufkommende Energielöcher nicht mit Kaffee oder Süßigkeiten bekämpfen müssen. Mehrere kleine Mahlzeiten, über den Tag verteilt, liefern gleichmäßige Energie und entlasten die Verdauung.

Mittagessen

Wenn Sie es einmal ganz besonders eilig haben und trotzdem etwas »ganz Besonderes« auftischen möchten, empfehle ich Ihnen »das schnellste Huhn der Welt«.

Ein leichtes Abendessen zum Abschluß des Tages

Natürlich können Sie Gerichte, die ich Ihnen für Ihr Mittagsmenü vorschlage, auch am Abend essen. Allerdings rate ich dringend von einer allzu üppigen Speisenfolge ab, denn sie könnte Ihre Nachtruhe beeinträchtigen.

Getreidemüsli (1)

---

30 g Buchweizengrütze
30 g Gerstengrütze
1 TL Kolaunuß
Salz, Süßstoff
Gewürze, Kräuter Ihrer Wahl

---

für eine Person

*1. Buchweizengrütze und Gerstengrütze in einen Topf geben und mit
2 Tassen Wasser über Nacht einweichen.*
2. Am nächsten Morgen ggfs. noch Wasser nachfüllen. Erhitzen und 20 Minuten köcheln. Danach noch 5 Minuten nachquellen lassen.
*3. Mit Salz, Süßstoff, Gewürzen und Kräutern abschmecken, anrichten mit
kleingehackten Kolaunüssen.*

Mit Gemüsebrühe, Kräutern, kleingeschnittenen Gemüseraspeln (z. B.
Möhren, Sellerie, Kohlrabi, Zwiebel), pikanten Gewürzen wie Muskat,
Kümmel, Thymian etc. läßt sich das Getreidemüsli herzhaft variieren.

Süße Variante: mehr Süßstoff, Vanille, Koriander, Zimt usw.

■ Rezepte

Omelette surprise mit poliertem Reis (2)

Wieso polierter Reis? Ist Naturreis nicht gesünder? Was dem einen nutzt, kann dem anderen schaden. Das gilt auch hier. Weniger ist manchmal mehr.

---

30 g Mehl
100 ccm Mineralwasser mit Kohlensäure
1 Ei
1/2 Tasse in Brühe gegarter Reis
1 frische Dattel
2 TL Scotch-Whisky
20 g Butter
Salz, Zimt

---

reicht für 1 Person

Schneebesen, Rührschüssel

1. Ei trennen. Mehl mit Eigelb und Mineralwasser mischen und salzen.
2. Eiweiß mit dem Schneebesen sehr schaumig schlagen.
3. Butter bei mittlerer Hitze in der Pfanne zerlassen. Eiweiß vorsichtig unter die Mehlmasse heben, so daß eine »luftige« Mischung entsteht. In die Pfanne geben.
4. Wenn die Oberfläche der Omelette trocken ist, noch 1 Minute weitergaren und dann auf einem vorgewärmten Teller anrichten.
5. Dattel kleinschneiden und mit Whisky beträufeln. Reis mit Zimt bestäuben und mit den Dattelstücken mischen. Die Masse in der Mitte der Omelette anhäufen. Die Omelette darüber zusammenklappen. Mit der restlichen Butter aus der Pfanne übergießen und servieren.

Natürlich eignen sich auch herzhafte Füllungen wie z. B. Plockwurst oder Lyoner mit feinen Zwiebelringen und etwas Senf. Dabei können Sie auf den Reis verzichten. Anregungen finden Sie in Ihren Ernährungsempfehlungen.

Kugelrundes Käsevergnügen (3)

Dieses Rezept können Sie auf jede der empfohlenen Käsesorten übertragen.

Schichtkäse
Romadur (40%)
Schnittlauch
1 l Pflanzenöl
Salz, Pfeffer od. Tabasco
weitere Gewürze nach Geschmack
(z. B. Knoblauch, Zwiebel)

hält sich 3–4 Wochen

1 Glaszylinder oder hohe Rührschüssel

1. Schichtkäse und Romadur zu gleichen Teilen mit der Gabel zerdrücken und gründlich vermischen, so daß eine cremige Masse entsteht.
2. Gewürze dazugeben. Kräuter, Zwiebel, Knoblauch etc. vorher kleinhak-ken.
3. Schnittlauch sehr klein schneiden.
4. Mit einem Löffel jeweils eine kleine Menge aus der Käsemasse ausste-chen und in den Händen zu walnußgroßen Kugeln formen und diese an-schließend in Schnittlauch wälzen.
5. Geben Sie 1 l Pflanzenöl in den Glaszylinder oder die Rührschüssel und füllen Sie die Käsekugeln hinein.

Mit ein paar Radieschen, einer halben Tomate oder einigen Salatblättern können Sie sich nun jederzeit im Handumdrehen einen perfekten Pausen-Snack bereiten.

Auf Mengenangaben habe ich verzichtet. Sie können selbst entscheiden, wieviel Käsekugeln Sie »auf Vorrat« halten wollen.

Nach 2–3 Tagen haben die Käsekugeln ihr volles Aroma entwickelt. Sie hal-ten sich in dem Öl etwa 3–4 Wochen.

Eissalat mit Putenbrust (4)

Die Zutaten sollten am Tag des Einkaufs verzehrt werden.
Salat und Gemüse sollten Sie nach Ihrer Empfehlungsliste zusammenstellen. Sojasprossen sind ausnahmsweise generell erlaubt (bitte nicht öfter als einmal pro Woche).

100–200 g Hähnchen- oder Putenfleisch,
gebraten, gegrillt, gedünstet
1 Eissalat
2 Karotten
Radieschen, soviel Sie mögen
1 Paprikaschote
3 EL Sojasprossen
frische Kräuter, frischer Knoblauch (wenn Sie mögen)
Salz, Pfeffer
2 TL Zitronensaft, 2 EL Orangensaft
1 TL Senf, etwas Süßstoff

---

reicht für 2–4 Personen, auch als Hauptmahlzeit geeignet

1. Karotten, Radieschen, Paprikaschote waschen und in feine Scheiben, bzw. Streifen schneiden.
2. Sojasprossen kurz in kochendem Wasser überbrühen. Frische Kräuter Ihrer Wahl kleinhacken. Knoblauch in hauchdünne Schnitze schneiden.
3. Eissalat waschen, die äußeren Blätter entfernen. Den Rest auf die gewünschte Größe zurechtzupfen und gründlich abtropfen lassen.
4. Die Marinade aus Zitronen-, Orangensaft und Senf mischen. Mit Süßstoff, Salz und Pfeffer abschmecken.
5. Salatblätter, Gemüse und Marinade durchmischen. Kräuter darüberstreuen. Mit den dünn geschnittenen Geflügelstreifen und Sojasprossen dekorieren. Einige Minuten durchziehen lassen.

Statt Eissalat eignet sich auch Feldsalat. Anstelle des Geflügels Reste des Fleischbratens vom Vortag.

Nicht nur als Vorspeise oder Zwischenimbiß, sondern auch als vollwertiges Mittag- oder Abendessen geeignet.

■ Rezepte

Pilzspieße mit Zitrone (5)

Falls Sie keine Champignons oder Butterpilze in Ihren Empfehlungen finden, verzichten Sie besser auf diesen leichten Zwischenimbiß.

Französische Champignons sind häufig fester und aromatischer als deutsche oder holländische Ware. Wenn Sie Waldchampignons nehmen, sollten Sie nur ganz frische Ware verwenden.

Champignons enthalten besonders viel Selen.

---

frische Champignons
1 Zitrone
Brunnenkresse
Salz, Pfeffer
1 Msp Butter

---

beschichtete Pfanne
Holz- oder Metallstäbchen

---

1. Champignons von braunen Stellen befreien. Je nach Qualität abbürsten oder unter Wasser abspülen und trockentupfen.
2. Hintereinander auf die Spießchen stecken und kräftig würzen.
3. Die Pfanne mit der Butter auswischen, bei mittlerer Hitze die Pilze von allen Seiten bräunen (10–20 Minuten).
4. Mit der kleingeschnittenen Brunnenkresse servieren. Zitronensaft darüberträufeln.

Wenn Sie mögen, können Sie auch mit Paprika oder Muskat nachwürzen.

Mit Folien- oder Pellkartoffeln ein perfekter vegetarischer Zwischenimbiß.

■ Rezepte

Das schnellste Huhn der Welt (6)

Ein aufsehenerregendes Rezept, nicht nur für langsame Verbrenner. Der Augsburger Frauenarzt Hans Lehmann, der es seinen Patientinnen empfiehlt, wendet es immer dann an, wenn nicht viel Zeit ist, sich um das Essen zu kümmern. Guten Flug!

1 Huhn bzw. Hähnchen
$1/2$ Flasche trockener Wermut

reicht für 1–2 Personen

großer Topf, Kasserolle oder
Römertopf (dauert $1/2$ Stunde länger)

1. Das Huhn bzw. Hähnchen waschen, mit Küchenkrepp abtrocknen und in den Topf geben. Dazu die $1/2$ Flasche Wermut.
2. Fertig!

Nach etwa 1 Stunde können Sie den unnachahmlichen Geschmack des Wermutkrauts, der tief in das Fleisch eindringt, genießen. Der Alkohol ist inzwischen verflogen. Wenn Sie mögen, oder Ihr Natriumwert erniedrigt ist, können Sie das Fleisch noch salzen.

Im Prinzip können Sie auch helles Bratenfleisch oder Wild nach dieser Methode garen. Zunächst den Wermut zum Kochen bringen, dann den Braten zugeben.

Bitte verwenden Sie nur die in der Analyse empfohlenen Fleischsorten.

Fischröllchen mit Chili-Sauce (7)

Hier werden Schollenfilets verwendet. Bitte beachten Sie Ihre persönlichen Empfehlungen für geeignete Fischsorten. Wenn möglich, kaufen Sie frische Ware.

1 Stück Schollenfilet	für die Chili-Sauce:
2 Gewürzgurken	2–3 EL Tomatenketchup
1–2 Tomaten	1 TL Meerrettich
Kopfsalat	Tabasco
Salz, Tabasco	
1 kleine Msp Butter	
1/2 Zitrone oder Limette	

reicht für 1–2 Personen

Topf
Rouladennadel oder Bindfaden

1. Fischfilet waschen und trockentupfen. Mit Zitronensaft beträufeln, salzen.
2. Gewürzgurken und Tomaten in kleine Würfel schneiden. Auf dem Filet verteilen. Aufrollen und mit Rouladenspießer oder Bindfaden befestigen.
3. Fischröllchen kurz in der zerlassenen Butter anbraten. Mit 1/8 Liter heißem Wasser aufgießen und 25 Minuten garziehen lassen.
4. Zutaten der Chili-Sauce mischen und mit Gewürzen und Zitronensaft abschmecken.
5. Äußere Blätter des Kopfsalats entfernen. Darunterliegende abbrechen und waschen. Mit ein wenig Zitronensaft beträufeln, bevor Sie die Röllchen darauf anrichten.

Als Beilage Reis oder Pellkartoffeln.

Ein feuriges und gesundes Vergnügen!

■ Rezepte

Gemüse-Creme-Suppe (8)

Zu dieser Suppe passen die meisten Gemüsesorten. Zu Ihrem Stoffwechsel allerdings nicht. Nehmen Sie deshalb geeignete aus Ihren Empfehlungen. Die Auswahl ist groß.

1/2 l Fleisch-, Fisch- oder Geflügelbrühe	
100 g Blumenkohl	
100 g Karotten (Möhren)	
100 g Kartoffeln	
Petersilie, Kerbel, etc.	
Salz, Pfeffer, Muskat	
2 TL Cashew-Nüsse	zum Binden:
1–2 Eigelb	1 EL Kartoffelstärke,
1 Spritzer Zitrone	Mehl oder Sago

reicht für 2 Personen

2 Töpfe, Haarsieb oder Pürrierstab, Schneebesen

1. Gemüse einzeln waschen, schälen, kleinschneiden.
2. 1/2 Tasse Brühe mit der Kartoffelstärke zu cremiger Konsistenz mischen. Die restliche Brühe mit dem Gemüse erhitzen und etwa 1/2 Stunde bei kleiner Hitze köcheln.
3. Durch ein Haarsieb in einen zweiten Topf geben, dabei das Gemüse passieren oder mit dem Pürrierstab zerkleinern.
4. Die Bindemasse in den ersten Topf geben und nach und nach unter Rühren mit dem Schneebesen die Brühe mit dem durchpassierten Gemüse nachfüllen. Noch einmal 10 Minuten kochen lassen, dann vom Herd nehmen.
5. Eigelb schaumig schlagen und unter die Creme rühren. Mit Zitrone und den Gewürzen abschmecken. Die kleingehackten Kräuter dazugeben und servieren. Dekorieren mit den kleingehackten Cashew-Nüssen.

Und das alles ohne Mehlschwitze und Sahne!
Sonntags können Sie ausnahmsweise zum Schluß noch einen Schuß Sekt oder Sherry dazugeben.

Variation von bunten Nudeln mit Gorgonzola (9)

Ihre Farbe erhalten bunte Nudeln durch die Beigabe verschiedener Gemüseauszüge wie Spinat, Paprika etc. Sie sind in den Lebensmittelabteilungen großer Kaufhäuser oder im Feinkosthandel erhältlich. Natürlich kann man sie auch selbst herstellen, aber das dauert einige Zeit.

---

100 g bunte Nudeln
3 EL Butter oder Olivenöl
2 TL Cashew-Nüsse
50 g Gorgonzola
frische Kräuter wie Basilikum, Oregano
Salz, Pfeffer, Muskat

---

reicht für 1–2 Personen

Topf, Haarsieb
vorgewärmter Teller

1. Nudeln in 1 l gesalzenem Wasser nicht länger als 10–12 Minuten kochen, damit sie noch »Biß« haben.
2. Durch ein Haarsieb das Kochwasser abgießen, Butter oder Olivenöl dazugeben und würzen. Gorgonzola zerbröckeln und unter die Nudeln heben.
3. Zuletzt die Cashew-Splitter unterheben. Auf dem vorgewärmten Teller anrichten und mit den Kräutern dekorieren.

Dazu ein frischer, grüner Salat.

Schlußwort

Die Zusammenhänge zwischen Ernährung und Stoffwechsel erscheinen in einem neuen Licht. Wenn es mir gelungen ist, Ihnen diese ein wenig zu verdeutlichen, Sie zum Nachdenken über Ihre eigenen Ernährungsgewohnheiten zu bringen, dann hat sich die Mühe gelohnt.

Ihr Leben können Sie nicht nach Bedarf umstellen, Ihre Ernährung sehr wohl. Sie haben es in der Hand, diese Chance zu nutzen.

Die Methode der Stoffwechsel-Harmonisierung ist ebenso einleuchtend wie leicht praktizierbar. Sie kann in der Vorsorge genauso wertvoll sein wie zur Unterstützung der Wirksamkeit ärztlicher Therapien.

Dieses Buch sollte Hoffnung machen und zugleich Anstöße zum Umdenken geben. Eine neue Zeit hat begonnen.

Literaturhinweise

Abdula, M. et al.: Dietary intake and bioavailibility of trace elements. Biol. Trace Elem. Res. 21 (1989), 173–8

Akerberg, K. et al.: Möglichkeiten in Diagnostik und Therapie mit der Gewebe-Mineral-Analyse aus dem Haar. Schriftenr. d. Ver. f. Wasser-, Boden- u. Lufthygiene 71 (1987), 171–189

Akerberg, K.: Individuelle Ernährungskonzepte auf der Grundlage von Haar-Mineral-Analysen. Leistungssport 19 (1989), 5, 18–22; 6, 26–30

Akerberg, K. et al.: Individuelle Ernährungskonzepte auf der Grundlage von Haar-Mineral-Analysen – Ergebnisse einer Studie mit Volleyball-Kaderathleten. Leistungssport 21 (1, 1991), 9–15

Anke, M., Risch, M.: Haaranalyse und Spurenelementstatus, Jena 1979

Bacso, J. et al.: Comparative investigation of some mineral elements in the aortic wall and the calcium concentration in hair. Exp. Pathol 29 (2) (1986), 119–125

Barlow, P. J.: A pilot study of the metal levels in the hair of hyperactive children. Med. Hypotheses 11 (1983), 309–318

Brown, A.C., Crounse, R.G. (Hg.): Hair, Trace elements and human illness, Präger Publishers, New York, 1980

Cromwell P.F. et al.: Hair mineral analysis: biochemical imbalances and violent criminal behavior. Psychol. Rep. 64/1 (Feb. 1989), 259–266

Deutsche Gesellschaft für Ernährung: Empfehlungen für die Nährstoffzufuhr. Frankfurt/Main (4. Aufl. 1985)

Deutsche Gesellschaft für Ernährung: Ernährungsbericht 1988, Frankfurt/Main 1988

Douglas, E. R. et al.: Trace elements in scalp-hair of persons with multiple sklerosis and of normal individuals, Clin. Chem. 24/11 (1978), 1996–2000

Garg, A. et al.: Effects of diatery carbohydrates on metabolism of calcium and other minerals in normal subjects and patients with non-insulin-dependent diabetes mellitus. J. Clin. Endocrinol. Metab. 70 (4, 1990), 1007–1013

Gordon, G. F.: Sex- and age-related differences in trace element concentrations in hair, Sci. Total Environ., 42 (1–2), 133–47

Iyengar, G. V.: Reference values for elemental concentrations in some human samples of clinical interest: A preliminary evaluation. Sci. Total Environ. 38 (1984), 125–131

Kieselstein, M. et al.: Chromium in hair and carbohydrate metabolism in geriatric patients. Harefuah 107 (1984), 1–4

Klevay, L. M. et al.: Hair analysis in clinical and experimental medicine, Am. J. Clin. Nutr., 46 (2), 233–6

Kopito, L.E. et al.: Alterations in the elemental composition of hair in some diseases. The first Human Hair Symposium. New York 1974

Laker, M.: On determining trace element levels in man: The uses of blood and hair. Lancet (1982), 260–262

Lombeck, I. et al.: Hair zinc of young children from rural and urban areas in North-Rhine-Westphalia, Federal Republic of Germany. Eur. J. Pediatr. 147/2 (Feb. 1988), 179–183

Makino, H.: The significance of hair mineral analysis in the field of laboratory and preventive medicine. Rinsho Byori, 35 (4, 1987), 378–82

Merk, H.: Haaranalysen. Z. Hautkr. 59 (1984), 1503–1506

Mineral Analysis as a Means for Assessing Body Burden of Environmental Mineral Pollutants. Report on the second Research Co-ordination Meeting, Neuherberg, 2.–5. 9. 1985

Nutrition and pre-conception care (letter), Lancet 2 (8467), 7. 12. 85, 1297–1298

Orfanos, C. E.: Haar und Haarkrankheiten, Stuttgart, New York 1979

Passwater, R. A. et al.: Trace Elements, Hair Analysis and Nutrition, Keats Publishing Inc., 1983

Pollmer, U. et al.: Iß und stirb. München 1986

Prasad, A.: Trace elements in human Health and Disease, I, II, Academic Press, New York, 1977

Rice, E. et al.: Copper content of hair and nails in Wilson's disease. Metabolism, (10, 1961), 1085

Rimland, B.: Hair mineral analysis and behaviour: an analysis of 51 studies. Journ. Learn. Disabil, 16 (1983), 279–285

Rosson, J. W. et al.: Hair chromium concentrations in adult insulin-treated diabetics. Clin. Chim. Acta, 93 (3, 1972), 299–304

Senofonto, O.: Reference values for elements of toxicological, clinical and environmental interest in hair of urban subjects. Ann. Ist. Super Sanita, 25 (1989), 385–392

Shrestha, K. P. et al.: Hair trace elements and mental retardation among children. Arch. Environ. Health, 43 (1988), 396–398

Shrestha, K. P. et al.: Trace elements in hair of epileptic and normal subjects. Sci. Total Environ., 67 (1987), 215–225

Sjoergren, A. et al.: Magnesium, potassium and zinc deficiency in subjects with type II diabetes mellitus. Acta Med. Scand. 224 (5, 1988), 461–466

Takagy, Y. et al.: Trace elements in human hair: an international comparison. Bull. Environ. Contam. Toxicol. 36 (1986), 793–800

Trace elements, Human Health and Hair Analysis. Proceedings (of the second international Symposium, Amsterdam, 18–19 May), Sci. Total Environ. 42 (1985), 1–222

Tuvemo, T. et al.: The role of trace elements in juvenile diabetes mellitus. Pediatrician 12 (4, 1983–1985), 213–219

Welz, B.: Atomabsorptionsspektrometrie, Weinheim, 1983

Winneke, G. et al.: Studie zur Erfassung subklinischer Bleiwirkungen auf das Nervensystem von Kindern mit bekannter pränataler Exposition in Nordenham. Schriftenr. d. Ver. f. Wasser-, Boden- und Lufthygiene 59 (1984), 215–229

Anschrift der Autorin:

Katja Akerberg
Lindwurmstraße 15
80337 München

*Der Nach-
folgeband
zum
Kultbuch
»Jogging für
den Kopf«*

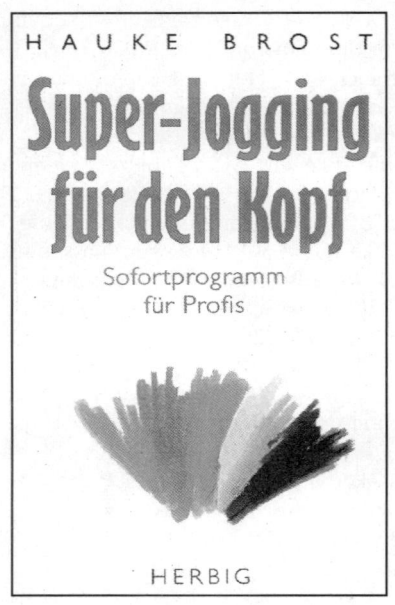

Herbig

Dieses Trainingsbuch wurde für jeden geschrieben, der mehr erreichen will als andere.
Mit nur 15 Minuten Übungszeit pro Tag können Sie Ihre Denkfähigkeit schon in wenigen Wochen um 15 Prozent steigern. Mit diesem Buch ziehen Sie allen davon.